TopfFit!

Laurie Boucke

TopfFit!

Der natürliche Weg mit oder ohne Windeln

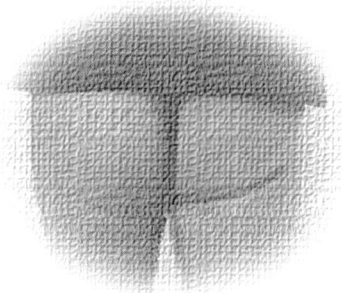

Edition Anahita

tologo verlag

Bibliografische Information der Deutschen Nationalbibliothek
Die Deutsche Nationalbibliothek verzeichnet diese Publikation in der Deutschen Nationalbiblio-
grafie; detaillierte bibliografische Daten sind im Internet über http://dnb.d-nb.de abrufbar.

www.tologo.de

ISBN 978-3-9813658-1-8

Inhalt

Vorwort

Ein Baby von Geburt an oder in den ersten Lebensmonaten aufs Töpfchen setzen?

Die meisten Menschen in den Industrieländern lachen über die bloße Idee, dass ein Säugling in der Lage sein soll, so mit vertrauten Erwachsenen zusammenzuarbeiten. Und doch ist es in weiten Teilen der Welt lebendige Tatsache und Teil des Bindungsprozesses. Es ist der natürlichste und instinktivste Weg, mit den Ausscheidungsfunktionen umzugehen, und es ist ein akzeptierter Teil der nähebetonten Erziehung in vielen Gesellschaften.

Das Abhalten basiert auf einer Art des Ausscheidungstrainings, die in großen Teilen Asiens, des ländlichen Subsahara-Afrikas und Südamerikas angewendet wird. In diesem Buch ist die Technik in verschiedener Hinsicht an den urbanen westlichen Lebensstil angepasst worden. Es werden Waschbecken, Töpfchen, Toiletten oder andere Behälter benutzt, Ausscheidungspositionen werden variiert, und zeitweise kann auf Windeln zurückgegriffen werden.

Dieses Buch ist meine dritte Arbeit über Ausscheidungstraining bei Säuglingen. Zuerst kam 1991 *Trickle Treat: Diaperless Infant Toilet Training Method* (nicht mehr verlegt). Dieses Buch wurde als Resultat meiner eigenen Erfahrungen mit der TopfFit-Methode geschrieben und war auch inspiriert dadurch, dass es keine anderen Bücher zu dem Thema gab. Dann folgte im Jahr 2000 *Infant Potty Training: A Gentle and Primeval Method Adapted to Modern Living*, ein 2002 neu aufgelegter, 500 Seiten starker Wälzer mit ausführlichen Forschungen, vielen langen Erfahrungsberichten und einer großen Auswahl an Fotos. Und jetzt haben wir *TopfFit!: Der natürliche Weg mit oder ohne Windeln* (im engl. Original 2003 erschienen), ein Buch, das Attribute beider vorher gegangener Arbeiten kombiniert und auch einige neue Forschungen mit einschließt.

Warum drei Bücher über TopfFit? Die Meinung der westlichen Medizin hat begonnen, sich zu ändern. Inzwischen ist man sich uneinig über die verbreitete Ansicht, Babys müssten »bereit« sein für das Sauberkeitstraining und auch über das Alter, in dem Babys damit anfangen können, etwas Schließmuskelkontrolle zu erlangen. Gleichzeitig ist das Interesse an TopfFit ständig gewachsen, und Eltern hungern nach detaillierten Informationen über diese angenehme Methode.

Eine Variante der TopfFit-Methode wurde bis ca. 1950 etwa 50 Jahre lang in den westlichen Ländern genutzt. Von 1914 bis 1945 wurde die Methode durch die Regierung der Vereinigten Staaten in zahlreichen Ausgaben ihrer Publikation *Infant Care* gutgeheißen. Andere Stellen und Experten empfahlen dasselbe. Leider waren einige der Praktiken eher harsch und führten zu dem Schluss, dass jede Form von frühem Sauberkeitstraining schlecht sei. Zum Beispiel basierte die Methode damals auf einem fixen Zeitplan der Mutter oder Pflegerin und nicht auf den natürlichen Ausscheidungszeiten des Babys. Den Signalen des Babys wurde wenig Bedeutung beigemessen. Auch Seifenstöckchen (um Stuhlgang zu stimulieren), Strafen und Zwang wurden manchmal genutzt. (Diese sind beim TopfFit absolut unerwünscht!) Danach kam die Toleranz des Dr. Spock, das verspätete Toilettentraining oder »Warten, bis das Baby selbst sauber wird« des Dr. Brazelton, Theorien über die Bereitschaft des Babys und die millionenschwere Wegwerfwindelindustrie. Dies alles hat es geschafft, die TopfFit-Methode nicht nur vollständig aus dem westlichen Denken auszuradieren, sondern führt auch zu Missverständnissen und Angst sowie dazu, dass diese Methode vielen lächerlich erscheint.

1975 verglich Jean Liedloffs *Auf der Suche nach dem verlorenen Glück (The Continuum Concept)* die Erziehungsmethoden der modernen westlichen Kultur mit denen der in den Regenwäldern Venezuelas lebenden Yequana-Indianer und begann damit, das Pendel zurück schwingen zu lassen zu natürlicheren und instinktiveren Mitteln der Erziehung. Das *Continuum Concept* legt großes Gewicht auf die Im-Arm-Phase, in der eine Mutter oder andere Betreuungsperson 24 Stunden am Tag in ständigem körperlichen Kontakt mit dem Baby ist (teilweise mit Hilfe einer Tragehilfe, vorzugsweise eines Tragetuchs), und zwar von Geburt an, bis das Baby anfängt zu krabbeln, also etwa mit 6 Monaten. Zu diesem Zeitpunkt kann das Baby den Betreuer aus freien Stücken verlassen und wieder zurückkehren. Liedloff vertritt die Ansicht, dass die Menschen in den Industrieländern gelehrt werden, ihre instinktiven Gefühle zu missachten, die die Im-Arm-Phase, das Schlafen mit dem Baby, das Stillen und das Antworten auf das Weinen des Babys unterstützen würden. Wir haben eine natürliche Sehnsucht danach, unseren Babys nahe zu sein, aber wir sind gelehrt worden viele unserer elterlichen Instinkte zu verleugnen. Wir akzeptieren die

Auffassung, dass unsere Babys nur unabhängig und unverwöhnt aufwachsen können, wenn wir sie allein (schreien) lassen.

In den frühen 1980er Jahren erfand der Kinderarzt William Sears einen neuen Begriff für das *Continuum Concept* und brachte seinen eigenen intuitiven, berührungsbetonten und auf das Baby reagierenden Erziehungsstil einem größeren Publikum nahe. Er nannte ihn »Attachment Parenting« (AP) und definierte ihn mit Hilfe der 5 »Baby-Bs« des *bonding* (Bindung), *breastfeeding* (Stillen), *bed-sharing* (gemeinsames Schlafen), *baby-wearing* (Tragen) und *belief in baby's cries* (Glauben, dass auf das Weinen des Baby eingegangen werden muss).

Interessanterweise ist TopfFit in Gesellschaften, in denen AP seit Jahrhunderten praktiziert wird, ebenfalls die Norm. In diesem Sinne betrachte ich es als 6. »Baby-B« (Blasen- und Enddarm-Bewusstsein und Kommunikation darüber) und hoffe, dass es eines Tages als integraler Bestandteil des AP anerkannt wird.

Die Leserinnen und Leser sollten daran denken, dass jedes Baby einzigartig ist und sich in seinem eigenen persönlichen Tempo entwickelt. Eltern und Betreuer, die diese Methode mit einem gesunden Baby in einer stabilen häuslichen Situation nutzen möchten, die sie korrekt anwenden und die Geduld, Hingabe und Sorgfalt einbringen, sollten in der Lage sein, Erfolg zu haben.

Laurie Boucke
Lafayette, Colorado

Einführung

von Prof. Dr. Marten W. DeVries

Sauberkeitstraining ist ein wichtiger Entwicklungsmeilenstein in allen Gesellschaften und daher von allgemeinem Interesse für Mütter und Familien. Weltweit haben Kulturen ihre charakteristischen Methoden des Ausscheidungstrainings und untermauern ihre Ansätze mit bestimmten Ideen darüber, was ein Baby ist, kann und tun sollte.

Wer die Erziehungsmethoden in verschiedenen kulturellen Situationen studiert und beobachtet hat, ist beeindruckt von der Vielfalt der Ideen, Erwartungen und Praktiken, die Eltern und Familien im tagtäglichen Umgang mit ihren Babys und Kindern leiten. Eine Beobachtung des einflussreichen Anthropolgen Caudill, der in den 1950er und 1960er Jahren japanische und amerikanische Säuglingsentwicklung und Pflegepraktiken verglichen hat, hat immer als unanfechtbare Weisheit aufgeragt. Er war betroffen von der Tatsache, dass die Reaktionen auf die Pflegepraktiken, die er bei den Säuglingen beobachtete, in beiden Kulturen im Einklang mit den weiteren Erwartungen für das Verhalten waren. Zum Beispiel war in den Vereinigten Staaten die Erwartung, dass ein Individuum körperlich und verbal durchsetzungsfähig sein sollte, im Säuglingsverhalten wie auch in der Erziehung zu beobachten, während es in Japan die Erwartung war, dass ein Individuum körperlich und verbal zurückgenommen sein sollte. Während meiner Feldstudien in Ostafrika in der Mitte der 1970er Jahre war ich ähnlich beeindruckt davon, wie kulturelle Werte mit den konstitutionellen Besonderheiten des Babys wechselwirkten.

Aus der kulturübergreifenden Perspektive zeichnen sich zwei Punkte ab, die bezüglich dieses Buches von Interesse sind. Der eine ist, dass die Kultur und die Familie ihre oftmals evolutionär und sozial sehr gut begründeten Ideen davon, was ein Säugling tatsächlich kann, auf das Baby projizieren und dadurch das Verhalten des Säuglings formen. Der andere – getragen durch über 40 Jahre ethnographischer und experimenteller Studien – ist, dass Säuglinge bei der Geburt und während des ersten Jahres zu einem immensen Repertoire an Verhalten fähig sind. Diese beiden Aspekte – dass ein Säugling empfänglich ist zu lernen und eine immense Spanne an Verhaltensweisen ausführen kann und dass er offen ist, durch Familie und Kultur geformt zu werden – bieten die logische Erklärung für dieses Buch.

Frau Boucke bietet unter Verwendung von Beobachtungen an Säuglingen und mütterlichen Kommentaren einen praktischen, aktuellen Führer für das Sauberkeitstraining. Dabei tritt sie in die Fußstapfen früherer anthropologischer Feldstudien, die auf Geber zurück gehen. Diese kulturübergreifenden Studien haben die verschiedenen Perspektiven und das Ausmaß der Möglichkeiten beleuchtet, die westlichen Müttern offen stehen. In Fotos, Erfahrungsberichten und Beschreibungen bringt Frau Boucke diese Informationen in einer allgemein verständlichen Sprache zu den westlichen Lesern. Die Lektion, die wir von Frau Boucke und den traditionellen Gesellschaften lernen können, ist, dass das Abhalten von Säuglingen weit mehr ist als nur eine lästige und schmutzige Pflicht. Es ist eine wichtige Möglichkeit für Familie und Baby sich kennen zu lernen. Boucke widerlegt die westliche Ansicht, dass frühes Training zwanghaft oder potentiell gefährlich in Hinblick auf die Persönlichkeitsformung ist, indem sie aus der ganzen Welt Stichproben dafür anführt, dass Töpfchentraining tatsächlich eine wohltuende Erfahrung sein und helfen kann, einen kompetenten Säugling groß zu ziehen. Ihre Auswahl von Fotos und Kommentaren macht klar, dass Töpfchentraining alles andere als harsch sein kann.

Heutzutage ist es – dank der Vorteile der Windeltechnologie – nicht notwendig, dass Familien die über die Zeit bewährte TopfFit-Methode anwenden. Aber sie ist eine ernstzunehmende und effektive Alternative, wie Frau Boucke anhand von Beispielen aus Asien, Afrika und den Vereinigten Staaten klarmacht. Ihre Bücher Infant Potty Training und TopfFit! bieten Müttern die Gelegenheit, mit ihren Kindern auf eine neue, kreative und liebevolle Weise zusammen zu sein. Ich finde, dass der praktische Rat der Autorin und ihre klaren Beschreibungen einen förderlichen Beitrag zur Literatur für Familien, Kinderärzte und zur allgemeinen Erziehung darstellt.

Marten W. DeVries, Maastricht, 2000

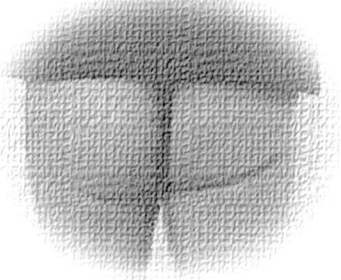

Ein paar grundlegende Fragen

In diesem Buch geht es darum, mit Säuglingen zu kommunizieren und zusammen zu arbeiten, um liebevoll, sanft und behutsam das zu erreichen, was man gemeinhin als »sauber werden«, »Töpfchentraining« und so weiter bezeichnet. Aber diese Methode ist nicht mit dem Toilettentraining zu vergleichbar, das allgemein in den Industrienationen üblich ist. Idealerweise beginnt man mit der TopfFit-Methode – dem Abhalten – zwischen der Geburt und dem Alter von etwa 6 Monaten (oder genauer gesagt dem Alter, wenn das Baby erstmals mobil wird), wenn die erste sensible Phase für diese Art von Lernen ist.

Vielleicht ist die größte Besonderheit dieser Methode, dass Eltern normalerweise anfangen, mit dem Baby zu arbeiten, bevor es selbstständig sitzen kann. Statt erst anzufangen sich über das Sauberwerden zu informieren, wenn das Kind die ersten Schritte macht, ist die beste Zeit für Eltern um sich mit dieser Methode vertraut zu machen, die Schwangerschaft oder die ersten Wochen/Monate nach der Geburt.

Wer kann diese Methode benutzen?

Dieses Buch ist für Eltern, werdende Eltern, Großeltern, Kindermädchen und jeden anderen gedacht, der sich dafür interessiert, wie man liebevoll und geduldig zum frühestmöglichen Zeitpunkt mit dem Baby auf die eigenständige Sauberkeit hin arbeitet. »Säugling« ist hier das entscheidende Wort, im Gegensatz zu »Kleinkind«, da die Eltern in den ersten Monaten des Lebens beginnen mit dem Säugling als Team zusammenzuwirken.

Diese Methode behauptet nicht von sich die Methode für jeden zu sein, aber Eltern sollten zumindest die Fakten darüber kennen, wenn sie darüber nachdenken, auf welche Art ihr Kind sauber werden soll. Kinderärzte und andere Mitglieder der medizinischen Gemeinde sollten belesen genug sein diese Methode mit interessierten Eltern zu besprechen.

Die TopfFit-Methode wird am besten genutzt durch:
- ein Elternteil, das zumindest die ersten ein bis zwei Jahre mit dem Baby verbringt
- ein arbeitendes Elternteil mit einem vertrauenswürdigen und verlässlichen Helfer (Familienmitglied, Kindermädchen/Tagesmutter, Freund) oder einem Team von Helfern, die dafür zur Verfügung stehen

Was braucht man dafür?

Zeit, Sorgfalt, Geduld und Übung. Wenn du diese Eigenschaften nicht einbringen oder dir diesbezüglich Hilfe organisieren kannst, ist dies nicht die richtige Methode für dich und dein Baby.

Wie lange dauert es?

Das Sauberkeits-Lernen von Säuglingen und die Kommunikation darüber ist ein Prozess, der sich allmählich entwickelt und über viele Monate erstreckt, nicht unähnlich dem des Laufen- oder Sprechenlernens. Genau wie mit anderen großen Fertigkeiten, braucht dies Monate des Übens. Eltern, die anfangen, bevor ihr Baby 6 Monate alt ist, sollten sich darauf einstellen können, irgendwann um den 2. Geburtstag herum fertig zu sein. Viele Babys sind bereits um 18 Monate herum sauber und trocken, aber um eine entspannte und geduldige Einstellung zu haben, sollte man sich lieber auf eine möglichst lange Zeit einrichten. Wenn ihr dann vorher fertig seid, ist das ein besonderer Bonus. Das jüngste »saubere« Alter, das ich in den USA erlebt habe, ist 10 Monate (siehe Kapitel »Erfahrungsberichte«), aber dies ist sehr ungewöhnlich und sollte nicht euer Ziel sein.

Betrachtet diese Methode als etwas, das bezüglich Zeit, Intimität und Bonding dem Stillen verwandt ist. Für TopfFit ist ein hingebungs- und und liebevoller Erwachsener nötig. Dies ist keine Methode für eilige Eltern. Es kann zum Aufgeben führen, wenn man zu früh zu viel erwartet.

Mütter, die sich nicht auf die westliche Standard-Definition von »Saubersein« begrenzen, sind offener dafür, verschiedene Schritte und Entwicklungsstufen auf dem Weg zu erkennen, wertzuschätzen und zu genießen – und diese neue Perspektive bringt eine neue Antwort auf die Frage, wie lange es dauert. Es dauert normalerweise 6 Monate bis zwei Jahre – abhängig von den Umständen (Anfangsalter, individuelle Lernkurve, gute Gesundheit, positive Umgebung, Konsistenz der Betreuer usw.) und der eigenen Definition von »Saubersein« (Fähigkeit, auf ein Stichwort hin loszulassen, Fähigkeit anzuhalten und zu warten, Wichtigkeit oder Unwichtigkeit von Kleidung, vollständige Eigenständigkeit).

Ist es sicher?

Selbstverständlich! Hier sind viele vernünftige und sichere Richtlinien für das Halten und die Zusammenarbeit mit deinem Baby zusammengestellt. Wenn man sich an diese Anhaltspunkte hält, kann dem Baby kein psychischer oder körperlicher Schaden entstehen. Strafen, Zorn und Kontrolle sind nicht Teil dieser Methode. Statt dessen müssen Eltern sich in Geduld und Sanftmut üben, die Signale ihres Babys beobachten und beantworten, wann immer es sinnvoll möglich ist, und ihr Baby mit intelligenter, achtsamer und liebevoller Behutsamkeit behandeln.

Woher weiß ich, wann mein Baby muss?

Wann ein Baby muss, lässt sich durch eine oder mehrere der folgenden Möglichkeiten feststellen:
* Timing (nach Uhr)
* Signale und Zeichen (inklusive Körpersprache und Klang)
* Muster in den Ausscheidungszeiten
* Intuition und Instinkt

Funktioniert das wirklich?

Ja, aber nicht ohne Übung und ein wenig Mühe. Erfolg stellt sich nicht einfach von allein ein. Mindestens ein engagierter Erwachsener und mehrere Monate Ausdauer sind nötig, damit ein Baby »topffit« wird. In den meisten Fällen gibt es tägliche Belohnungen für Baby und Betreuer, gleich von den ersten Tagen oder Wochen an. Die Kommunikation des Babys wird anerkannt und ermutigt. Eltern sind oft verblüfft über den hohen Grad der Bewusstheit ihres Babys und sind entzückt, wenn sie diese besondere Form der Kommunikation und Offenheit mit ihrem Säugling erleben.

Muss mein Baby nackt sein?

Das ist nicht notwendig. Viele Eltern lassen das Baby zwischen den Töpfchenbesuchen Windeln oder Trainingshöschen tragen, während andere es vorziehen,
das Baby die meiste Zeit über »unten ohne« oder nackt zu lassen. Kurz: Es ist
eine Frage der persönlichen Vorlieben und des Lebensstils.

Kann ich noch anfangen, wenn mein Baby älter als 6 Monate ist?

Wenn diese Methode eine Saite in dir zum Schwingen bringt, wenn sie sich
richtig anfühlt für dich und dein Baby, dann – ja – ist es vollkommen in Ordnung, es zu versuchen (trotz aller Angstmacherei, die das Gegenteil behauptet).
Obwohl das erste und effektivste Lernfenster normalerweise um das Alter von
etwa 6 Monaten herum endet, bleiben einige Babys auch später noch aufnahmefähig. Und es werden sich andere Gelegenheitsfenster im Laufe der Entwicklung eines Babys öffnen. Beispielsweise sind viele Babys im Alter von 8 bis 12
Monaten, 18 Monaten oder 24 Monaten wieder bereit für das Sauberkeits-Lernen. Da jedes Kind einzigartig ist, gibt es keine Möglichkeit, sicher im Voraus
zu wissen, ob dein Baby über das Alter von 6 Monaten hinaus aufnahmefähig
bleibt. Abhängig vom Alter des Babys kann es sein, dass du an einiges etwas
anders herangehen musst.

Ist TopfFit auch »in Teilzeit« / mit Tagesbetreuung möglich?

Viele Familien tun das. Wenn du selbst einigermaßen beständig bleibst, ist es
für dein Kind nicht verwirrend. Versuche, wenn ihr zu Hause seid, deinem
Baby zu möglichst regelmäßigen und »einfachen« Zeiten den Topf anzubieten,
wie z.B. als erstes am Morgen, nach einem Schläfchen, vor dem Zubettgehen,
nachts (wenn du nachts aufstehen möchtest), an Wochenenden oder in den
Ferien. Nutze die Hilfe anderer Familienmitglieder, auch älterer Geschwister.
Manche Familien bringen diese Methode auch einem Betreuer bei, dem sie
vertrauen und der tagsüber bei dem Baby bleibt. Andere kombinieren TopfFit
mit dem Heimunterricht[1] ihrer älteren Kinder. Wenn ihr vorhabt, euer Baby

---

1   »Homeschooling« ist in Amerika legal und als Bildungsalternative anerkannt

zu einer Tagesmutter oder in die Krippe zu geben, dann sucht euch eine Möglichkeit, die offen ist für TopfFit oder wo eurem Baby immer wieder den Topf angeboten wird, vielleicht zusammen mit den Kleinkindern. Zumindest sollte man dort gewillt sein oft die Windeln zu wechseln.

Funktioniert es auch mit zwei Kindern oder mit Zwillingen?

Viele Familien hören zum ersten Mal von der TopfFit-Methode, wenn sie ein Kleinkind und ein Baby haben. Es ist in Ordnung, diese Methode mit beiden zu nutzen. Das gleiche gilt für Familien mit Zwillingen.

Einerseits wird eure Zeit im Vergleich zu Familien mit nur einem Kind begrenzt sein, andererseits ermutigen, inspirieren und motivieren sich zwei oder mehr Kinder oft gegenseitig.

Wenn man TopfFit nur zeitweilig nutzt, wird es dabei helfen, das Bewusstsein der Kinder für ihre Ausscheidungen wach zu halten und sie dadurch in die Lage versetzen, ihre Ausscheidungen zum für sie frühest möglichen Zeitpunkt zu kontrollieren.

Werden die Leute mich für verrückt halten?

Es gibt Menschen, die etwas gegen jeden nur irgend denkbaren Lebensstil haben, also lasst euch davon nicht abschrecken. Seit den 1950er Jahren ist die westliche Welt indoktriniert worden jede Form des frühen Sauberkeitstrainings zu fürchten und abzulehnen. Das Abhalten ist gründlich unterdrückt und aus unserer kollektiven Psyche ausradiert worden, also haben wir an dieser Stelle einen weiten Weg vor uns. Sogar, wenn unsere eigenen Eltern und Großeltern uns erzählen, dass ihre Kinder alle mit 8 bis 12 Monaten sauber waren, glauben wir ihnen nicht, sondern halten das für Übertreibungen.

Glücklicherweise wendet sich das Blatt, und das Wissen breitet sich aus. Viele frischgebackene und werdende Eltern sind offen und objektiv genug das Für und Wider dieser Methode abzuwägen. Sie sind extrem erfreut, wenn sie von dieser Methode hören und finden es nicht besonders gut, dass sie so lange im Dunkeln darüber gelassen wurden. Es gibt jetzt Kinderärzte und andere medizinische Fachleute, die die TopfFit-Methode unterstützen. Mehr und mehr Menschen in den Industrienationen fangen an die Tatsache zu sehen, dass eine ganze Menge Geld anstatt Wahrheit und vernünftige Forschung hinter der Empfehlung einiger großer Produkte (mir fallen dabei Windeln und Bestseller-Bücher ein) stehen und lassen sich durch die Lobby gegen das Abhalten nicht schrecken. Wenn sich das Bewusstsein ausbreitet, wird es weniger Widerstand und Naserümpfen gegen bzw. über diese sanfte Methode geben.

Was sind die hauptsächlichen Gewinne?

Die drei großen Gewinner sind das Baby, die Eltern und die Umwelt. Hier ist eine ausführlichere Liste:

- Verstärkung der Bindung durch Nähe, natürliche Kommunikation und liebevolle Geduld
- Reaktion auf die natürliche Ausscheidungs-Kommunikation und das Timing des Säuglings
- Nutzung der ersten sensiblen Phase für das Sauberkeitstraining
- Dem Baby wird ermöglicht, dass es sich seines Körpers bewusst bleibt
- Hilfe für die Umwelt durch Erhaltung/Ersparnis von Bäumen, Wasser, Petroleum und Platz für Mülldeponien
- Verringerung des Windelverbrauchs
- Möglichkeit für das Baby, mit 12 bis 15 Monaten recht gute Kontrolle zu haben
- Das Baby kann relativ früh (mit ca. 24 Monaten) das Sauberkeitstraining abgeschlossen haben
- Befreiung des Babys von Windeln und allen damit verbundenen negativen Assoziationen (störende Windel zwischen den Beinen, Chemikalien etc.)
- Reduzierung des Risikos von Harnwegsinfektionen
- Vermeidung/Beseitigung von Enuresis (Bettnässen)
- Vermeidung von Windelausschlag
- Respekt vor dem Hygienebedürfnis des Babys durch die Befreiung von seinen Körperabfällen
- Vermeidung peinlicher »Unfälle« bei älteren Kleinkindern
- Väter und andere enge Vertraute haben die Gelegenheit für eine starke Bindung und Kommunikation mit dem Baby
- Geldersparnis an Windeln oder Waschkosten

Ist es nicht eigentlich die Mutter, die »trainiert« wird?

Zuerst obliegt es im Wesentlichen den Müttern, die Dinge zum Laufen zu bringen. Aber nach einigen Tagen oder Wochen werden die Babys sehr aktive Teilnehmer. Genau wie wir unseren Babys gern mit vielen anderen Dingen helfen, z.B. beim Essen, Anziehen oder Baden, finden es viele beglückend (und hygienisch), ihren Babys zu helfen, ihre Ausscheidungen in Auffanggefäße zu machen und nicht in Windeln. All die genannten Aktivitäten benötigen zuerst einmal ein »Training« der Mutter. Und genau wie wir unseren Babys über viele Monate helfen andere wichtige Fähigkeiten wie Laufen oder Sprechen zu lernen, können wir ihnen auch mit der Toilette helfen, indem wir ihnen die Chance geben es immer wieder zu üben und indem wir das, was sie lernen, positiv und sanft verstärken. Kurz, TopfFit bedeutet die Zusammenarbeit von Baby und Mutter. Es fängt mit etwas »Mutter-Training« an, aber schreitet schnell fort zu »Baby-Mutter-Training«, da die Interaktion und Kommunikation zwischen Baby und Mutter die Schlüssel sind.

Können Väter dabei helfen?

Selbstverständlich! Je mehr Unterstützung, desto besser. Wenn ein Vater zögert seinem Baby auf der Toilette zu helfen, ist das nächstbeste, was er tun kann, Mutter und Kind positive Rückmeldungen zu geben und so viele Haushaltsaufgaben wie möglich zu übernehmen um die Mutter »freizustellen«, damit sie sich auf TopfFit konzentrieren kann. Aber die meisten Väter freuen sich sehr eine aktive Rolle zu übernehmen. Wenn du teilhaben möchtest, begleite dein Baby morgens vor der Arbeit zum Töpfchen, nachmittags und abends, am Wochenende, in den Ferien oder – falls eure Familie sich entscheidet auch nachts abzuhalten – des Nachts. Interessierte Väter haben die Fähigkeit, sich vollkommen auf ihr Baby einzustellen, vertraut zu werden mit Ausscheidungszeiten und -mustern, die Ausscheidungssignale ihres Babys zu erkennen und intuitiv zu wissen, wenn das Baby einmal muss.

Wie ist die Erfahrung der Autorin mit Sauberkeitstraining?

Als mein erstes Kind geboren wurde, wusste ich fast nichts über Babys. Und so lehrte man mich – wie vielen jungen Müttern – meinem Sohn die Windelutzung beizubringen. Pflichtbewusst folgte ich diesem Weg auch bei meinem zweiten Sohn. Beide erfuhren konventionelles westliches Sauberkeitstraining. Als mein dritter Sohn geboren wurde, fürchtete ich den Gedanken an weitere Jahre mit Windeln und begann nach einer besseren Lösung zu suchen.

Ich lernte die Grundlagen einer alternativen Technik von einer Dame aus Indien, die bei uns zu Besuch war. Sie war entsetzt, als ich ihr erzählte, wie wir das Abfallthema behandeln und erklärte mir, wie man damit »zu Hause« in ihrer Kultur umgeht. Ich war skeptisch, als sie mir erzählte, dass es keine Notwendigkeit gibt, »die Tücher« für einen Säugling zu benutzen, es sei denn, er ist »krank am Bauch«, fiebert oder nässt nachts oft das Bett. Ich war schon mehrmals in Indien gewesen und hatte gesehen, wie die Familien vor allem auf dem Land ihre Babys für die Ausscheidungen abhielten, aber hatte nicht viel Aufmerksamkeit darauf verwendet. Wie viele andere nahm ich fälschlicherweise an, dass Menschen in den Industrienationen diese Technik nicht nutzen können.

Ich bat also meine neue Freundin mir mehr zu erzählen und mir beizubringen meinen Sohn zu halten und zum Pipimachen zu veranlassen, was sie freudig und mühelos tat. Ich beobachtete gebannt die Kommunikation zwischen ihr und meinem winzigen, 3 Monate alten Sohn, der irgendwie instinktiv wusste, was sie von ihm wollte. Ich kann den Austausch und das unmittelbare Verstehen zwischen ihnen – einer Fremden und einem Säugling – nur als eine wunderbare Entdeckung bezeichnen.

Ich nutzte die Technik, die sie mir zeigte, modifizierte sie etwas und passte sie dem westlichen Lebensstil an – und empfand sie dem konventionellen Windel-zu-Topf-Training gegenüber weit überlegen. Von dem Tag an, als ich begann, mit meinem 3 Monate alten Sohn zu arbeiten, brauchte er kaum mehr eine Windel, tags und nachts. Er war mit 18 Monaten tagsüber größtenteils trocken und vollständig trocken und sauber mit 25 Monaten. Aber viel wichtiger als frühes Saubersein waren die Nähe, die Bindung und die Kommunikation, die wir erlebt hatten.

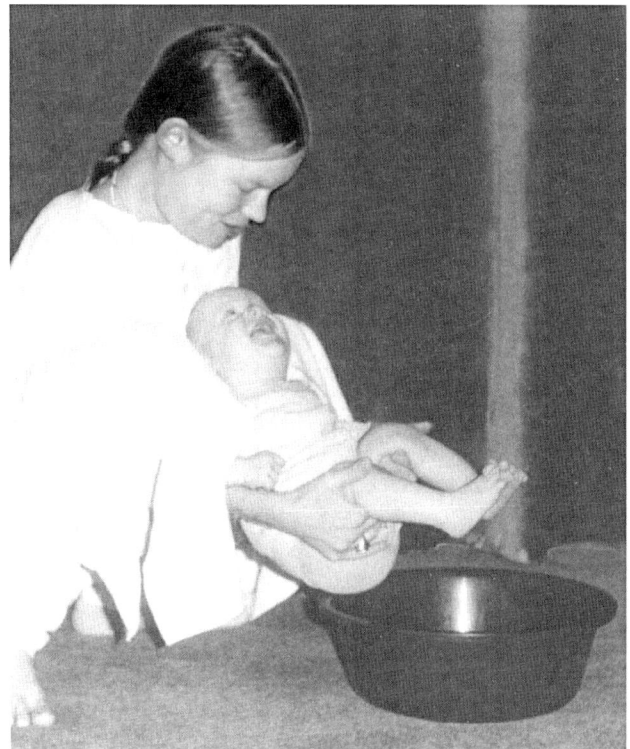

Khalsa

Die Autorin zeigt die Im-Arm-Position mit ihrem Sohn.

Gibt es bestimmte Begriffe, die mir weiterhelfen?

Es gibt keinen englischen oder deutschen Begriff, der die Nutzung eines Töpf-chens mit einem Säugling wirklich umfassend beschreibt, da a) ein Säugling nicht allein auf einem Töpfchen oder einer Toilette sitzen kann und b) es mehr um Kommunikation, Empfänglichkeit und die gegenseitige Verbundenheit geht als um tatsächliches Toilettentraining. Das Sauberwerden ist ein Neben-produkt dessen, den grundlegenden mütterlichen Instinkten zu folgen.

Verschiedene Ausdrücke werden benutzt, um diese Methode zu beschreiben, und ihr werdet diese vermutlich finden, wenn ihr Bücher oder Artikel lest oder durch das Internet surft.

Einige der gebräuchlichen Namen sind:
• Sauberbleiben, TopfFit-Methode, Abhalten
• Ausscheidungskommunikation, Windelfrei
• elimination communication (EC) und elimination timing (ET)
• infant potty training, infant potty technique, infant potty teamwork, infant potty teaching und intuitive potty training (IPT)
• diaperless, diaper free und natural infant hygiene (NIH)
• trickle treat (TT)

In diesem Buch wird mit Blick auf die Normalfamilie Umgangssprache benutzt. Also wird »müssen« oder »machen« oft für »ausscheiden« benutzt. »Pipimachen« oder ähnlich steht für »urinieren« und »großes Geschäft« etc. für »defäzieren«.

In dem Ausdruck »Säuglings-Töpfchen-Training« wird das Wort »Training« im positiven Sinne eines liebevollen Austausches zwischen Mutter und Babys benutzt. Es bezieht sich auf eine Form des Mutter-Baby-Trainings und der Synergie und sollte niemals im negativen Sinne von Druck, Rigidität oder Zwang verstanden werden.

In der deutschen Übersetzung wurden für das englische IPT (=Infant Potty Training) größtenteils die von Friederike Bradfisch kreierten Begriffe TopfFit/TopfFit-Methode oder Sauberbleiben verwendet, da diese sich im deutschen Sprachraum bereits recht weit verbreitet haben.

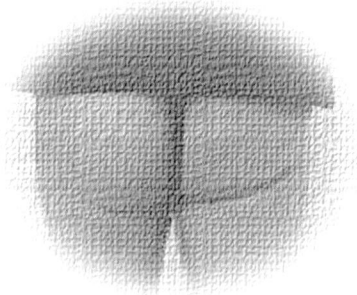

Philosophie und Einstellung

Babys sind klüger und empfänglicher als wir denken. Unser großer Fehler ist es, anzunehmen, ein Neugeborenes sei sich seiner Ausscheidungen nicht bewusst. Wir glauben, ein Säugling sei nicht fähig zu einer Art von Toilettentraining, weil er klein und unkoordiniert ist und weil er nicht sprechen und laufen kann. Ein Säugling ist in so vieler Hinsicht hilflos, dass es für Menschen aus den Industrienationen schwierig ist, sich vorzustellen, dass so ein winziges Wesen sich seiner Ausscheidungen bewusst sein könnte. Noch schwieriger zu glauben ist es für uns, dass ein Säugling einige Kontrolle über seine Ausscheidungen hat. Mit diesen vorgefertigten und engstirnigen Ansichten ermutigen und lehren wir unsere Babys sich nicht darum zu kümmern, ob sie ihre Windeln nass oder schmutzig machen. Kurz, wir lehren unsere Säuglinge, Windeln als Toilette zu benutzen.

Ein normaler, gesunder Säugling ist sich in der Tat seiner Körperfunktionen bezüglich der Ausscheidung bewusst und kann von Geburt an lernen entsprechend zu reagieren. Durch die Benutzung von Windeln konditionieren und trainieren wir unsere Babys in die Windeln zu machen. Später muss das Kind dieses Training wieder verlernen. Dies kann ein verwirrendes und traumatisches Erlebnis für das Kind sein. Aber Konditionieren kann auch in positivem Sinne funktionieren. Studien über Konditionierungen von Babys zeigen, dass Neugeborene in der Lage sind Dinge zu lernen und sich an sie zu erinnern; also ist es an dir, dein Baby sanft und liebevoll zu führen und zu ermutigen. Wichtig: TopfFit kann nicht funktionieren, wenn Strafen, Zwang, Druck und/oder Zorn zum Einsatz kommen. Wichtig sind eine positive Einstellung und eine entspannte Mama (oder andere Betreuungsperson).

Wenn du nicht glaubst, dass ein Säugling sich seiner Ausscheidungen bewusst ist, nimm ihm die Windel ab und beobachte ihn, wenn er pinkelt oder sein Häufchen macht. An seinem Gesichtsausdruck, seiner Körpersprache und seinen Lautäußerungen wirst du sehen und hören, dass er sich dessen bewusst ist, was vor sich geht. Er steht sozusagen in Verbindung mit diesen Muskeln und Empfindungen, und es ist deine Aufgabe, ihm dabei zu helfen, diese Verbindung zu erhalten und die Muskelentwicklung zu fördern. Wie bei jedem anderen Muskel ist es auch bei den Schließmuskeln so, dass das Babys mehr Kontrolle darüber bekommt, je mehr es sie bewusst erfährt und benutzt. Zuerst wird es vielleicht nur ein Gefühl sein, das der Säugling hat, aber er wird unausweichlich damit experimentieren, die Muskeln zusammenzuziehen und zu lösen. Je früher du das anerkennen und ihm helfen kannst seine Übungen fortzusetzen, desto eher kann er ein wenig Kontrolle erreichen. Wenn man *mit* dieser Kontrolle arbeitet und nicht gegen sie (indem man sie ignoriert oder leugnet), kann das Sauberkeitstraining normalerweise wesentlich früher abgeschlossen sein als in den westlichen Ländern erwartet wird.

Ein Baby tut sein Bestes dir seine Bewusstheit mitzuteilen, aber wenn du nicht zuschaust und zuhörst, wird es aufhören zu kommunizieren und nach und nach den Kontakt zu seinen Ausscheidungsfunktionen verlieren. Es wird darauf konditioniert sein sich nicht darum zu scheren und wird lernen, dass du von ihm möchtest, dass es die Windel als Toilette benutzt.

Babys sind Geschöpfe der Gewohnheit und des Instinkts. Je früher man ihnen etwas beibringt, zu dem sie bereit sind, desto leichter fällt ihnen das Lernen. Säuglinge senden Signale aus und sind sehr empfänglich gegenüber deiner Kommunikation über seine Ausscheidungen, solange nicht seine Bewusstheit durch den permanenten Gebrauch von Windeln unterdrückt wird.

Einer der ersten Fehler ist, dass sich das Baby sich mit der Nässe irgendwann wohlzufühlen lernt. Wenn man zulässt, dass es seine Toilette mit sich trägt, indem es regelmäßig eine nasse Windel erfährt, wird es sich daran gewöhnen nass zu sein und seine natürliche Abneigung gegen dieses Gefühl verlieren. Dies wird dann das Toilettentraining erschweren – egal, wann man beginnt. Wenn du die super-saugfähigen Wegwerfwindeln benutzt, die dem Baby immer ein trockenes Gefühl vermitteln, indem sie den Urin in ein Gel im Inneren leiten, wird dein Baby nicht lernen Wasserlassen mit Nässe zu assoziieren. Wenn es dann letztendlich ernsthaft mit dem Toilettentraining anfängt – sei es mit 15 Monaten oder mit 4 Jahren – wird es schwierig sein, die Verbindung von Ursache und Wirkung zwischen Pinkeln und dem Gefühl von Nässe zu spüren.

Wenn du Windeln benutzt, entferne sie, sobald sie nass sind, um die Gewöhnung des Babys an die Nässe zu vermeiden. Wann immer es möglich ist, verwende Stoffwindeln ohne wasserfeste Überhosen, damit du sofort eventuelle Feuchtigkeit fühlen und die nasse Windel entfernen kannst. Lass das

Baby phasenweise tagsüber »unten ohne« sein. Es wird sich wohler fühlen ohne den ständigen Windelklumpen zwischen den Beinen.

Windeln, insbesondere Wegwerfwindeln, sind eine bequeme aber zeitlich begrenzte Lösung für die Toilettenproblematik. Wir versuchen das Entsorgungssystem unserer Kinder mit Windeln »zuzustöpseln«, in der gleichen Art und Weise, in der wir zeitlich begrenzt den Fluss aus einer undichten Leitung stoppen würden.

Wie viele Eltern haben je darüber nachgedacht, ob das für das Baby eine hygienische Lösung ist oder nicht? Wie viele Eltern kümmern sich um die Auswirkungen von Windeln auf die Umwelt? Wie viele würden sich kümmern, wenn sie von einer Alternative zur Vollzeit-Windelnutzung wüssten?

Die natürliche Fähigkeit von Säuglingen auf Ausscheidungskommunikation zu reagieren, kann man auch mit einer »sensiblen Phase« im Sinne Montessoris vergleichen, insofern, als dass die optimale Lernzeit für viele Dinge im Säuglingsalter liegt, wenn das Gehirn offen und empfänglich ist. Eine sensible Phase bedeutet eine bestimmte Zeit im Säuglingsalter, in der ein Kind bestimmte Dinge durch natürliches »Aufsaugen« lernen kann. Wenn das Kind eine bestimmte sensible Phase verpasst, wird es später härter arbeiten oder darum kämpfen müssen, die entsprechende Sache zu lernen. Ein Säugling kann mühelos und mit Freude lernen ein Töpfchen zu benutzen, genauso wie kleine Kinder Fremdsprachen mühelos und akzentfrei lernen können – etwas, das später ein beschwerlicher Prozess ist.

Babys in traditionelleren Gesellschaften vollenden das Sauberwerden normalerweise viel früher als westliche Babys. In mancherlei Hinsicht kämpfen westliche TopfFit-Mütter gegen Windmühlen. Das ganze Konzept kommt vielen Menschen lächerlich, unpraktisch oder unmöglich vor, so dass Mütter, die sich für diese Methode entscheiden, weder die gesellschaftliche Unterstützung noch die Beispiele haben, von denen Mütter in den traditionellen Gesellschaften gelehrt, inspiriert und gestützt werden. Die meisten Frauen dort haben selbst Sauberkeitstraining im Säuglingsalter erlebt. Es ist und war seit langem die Norm für sie, so dass Frauen und Kinder die lebendige Erfahrung liebevoller Unterstützung durch ihre Familien und Gemeinschaften haben. Durch viele Generationen standhafter Akzeptanz und positiver kultureller Anpassung in ihren Gesellschaften ist die Einstellung der Säuglingssauberkeit gegenüber positiv und entspannt. Niemand findet es ungewöhnlich oder seltsam. In diesen

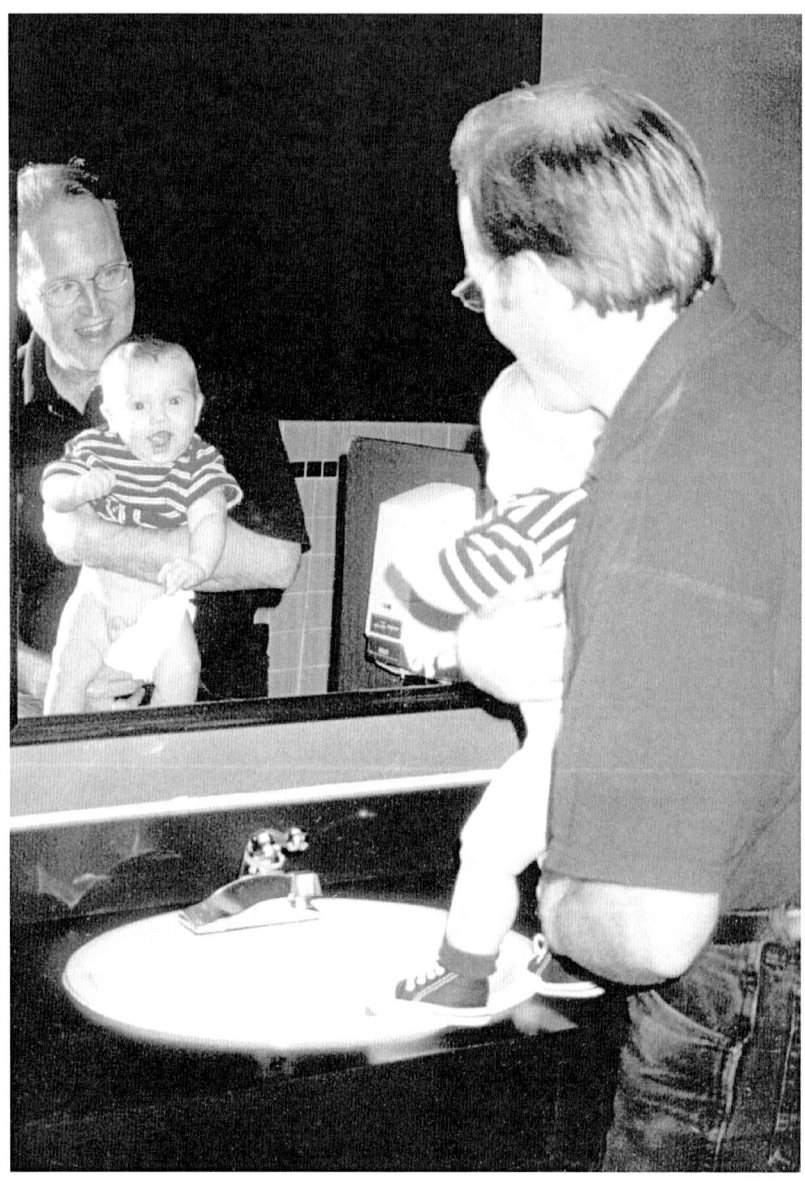

Vanessa Lorentzen
4 Monate alt – in den Spiegel gucken macht großen Spaß
Zions Lieblingsposition ist „im Arm stehen" anstatt zu hocken.

Kulturen tragen Babys generell keine Windeln und sind nicht Ärger, Ungeduld, Strafen oder Sorgen über trockene Teppiche und hübsche Kleidung ausgesetzt. Sie müssen die Windeln nicht abtrainiert bekommen, sondern sind frei als Kleinkinder herumzurennen und zu spielen, ohne durch langweilige und beengende Windelwechsel und Topfsitzungen unterbrochen zu werden.

Nicht nur ist Sauberkeitstraining vom Säuglingsalter an in den Industrienationen praktisch unbekannt, es kommt auch vielen unbequem vor. Mit relativ wenigen Ausnahmen ist Sauberkeitstraining jedoch per se unbequem, egal, wann man beginnt.

Man kann sich der TopfFit-Methode genauso auf rationale und wissenschaftliche Weise nähern wie auf intuitive und spirituelle Weise – oder mit einer Kombination aus beidem, je nachdem, was für dich und dein Baby am besten funktioniert. Die rationale Herangehensweise beruht auf Timing und dem Beobachten von Ausscheidungsmustern und der Körpersprache des Babys. Die eher spirituelle Herangehensweise beinhaltet Intuition und das subtilere Einstellen auf das Baby. Beide werden im Detail besprochen werden. *Es ist Teamwork – etwas, das ihr gemeinsam tut. Es ist nichts, das du an deinem Baby tust und nichts, das dein Baby ohne dich tun kann.*

TopfFit erzeugt ein spezielles Gefühl von Intimität und Nähe zwischen Eltern und Baby. Dein Baby wird es genießen, im Arm gehalten zu werden, dein Gesicht zu berühren, deine Hände zu betatschen und dich zu liebkosen. Du deinerseits wirst es genießen, das Baby im Arm zu kuscheln, während ihr euch gegenseitig betrachtet, direkt oder mittels eines Spiegels. All das verstärkt die Bindung und die Kommunikation.

Eine positive, vertrauende und verlässliche Einstellung der Eltern und aller anderen Beteiligten kann nicht genug betont werden. Ohne die richtige Einstellung kann man nicht erwarten alle Vorteile zu genießen. Es ist wichtig, die Toilettenzeit für dich und dein Baby zu einer entspannenden und erfreulichen Zeit zu machen. Dies kann nur geschehen, wenn du geduldig bist und Ermutigung und Vertrauen ausstrahlst.

Zusammen könnt ihr ein beeindruckendes Kunststück erreichen. Drücke deine Freude und Zufriedenheit aus, wie immer es für dich am spontansten und natürlichsten ist. Einige Mütter zeigen dem Baby ihre Freude, indem sie klatschen, loben oder irgendwie anders feiern, während andere es vorziehen, einfach sachlich zu sagen »Du hast Pipi gemacht« oder »Du hast gekäckert«, ohne viele Emotionen dabei zu zeigen.

Zuerst mag es sein, dass du dich dazu disziplinieren musst, rechtzeitig für das Baby erreichbar zu sein, wann immer das möglich ist. Strafe das Kleine (oder dich selbst!) nicht, wenn du zu spät kommst. Vermeide es, ihm das Gefühl des Versagens zu vermitteln, wenn es seine Hosen nass gemacht hat oder an die falsche Stelle pinkelt. Wenn dein Baby aus Versehen auf den Boden, die Möbel, das Betttuch usw. pinkelt, verzweifele nicht und beschuldige es nicht. Wisch einfach auf und mach weiter. Wenn es beim Laufenlernen strauchelt, stolpert oder hinfällt, bist du nicht ärgerlich oder frustriert, sondern wirst seine Versuche ermutigen. Dieselbe Einstellung gehört zum TopfFit – es ist normal, über die Monate viele nasse Flecken zu erleben, ebenso wie das Baby viele Male hinfällt, während es laufen lernt.

Bleib aufgeschlossen. Wenn dein Kind seine Kleider nass macht, versuch herauszufinden, warum. Mag sein, dass es an Krankheiten, Reisen, emotionalen Problemen, einer Veränderung in seinem Tagesablauf oder einer Veränderung seiner natürlichen Körperrhythmen liegt. Wenn sich Zeitplan oder Rhythmen geändert haben, wie sie es über die Monate immer wieder tun, während das Baby wächst und heranreift, sei wachsam und flexibel genug dich mit deinem Kind zu verändern. Mütter, die nach Bedarf stillen und sich hauptsächlich auf das Timing verlassen, könnten es anfangs etwas knifflig finden, vorherzusehen, wann das Baby muss. Da es trinkt, wann immer es ihm gefällt und nicht in festen Abständen, wird es wahrscheinlich auch in unregelmäßigen Abständen pinkeln und sein Häufchen machen. In dieser Situation versuchst du am besten die Körpersprache des Babys, seine Lautäußerungen und andere Signale kennenzulernen. Beobachte, wann es im Verhältnis zu den Stillmahlzeiten muss. Vertraue auf deine Intuition und nutze sie.

Es liegt auch an dir, eine kuschelige und friedliche Umgebung herzurichten. Das Baby sollte sich niemals unter Leistungsdruck fühlen. Das bedeutet, dass du es nicht eilig haben solltest. Wenn du feststellst, dass du das Baby manchmal nicht richtig und friedlich »topfen« kannst, zögere nicht in diesen Zeiten Windeln zu benutzen. Das ist weit besser als negative Gefühle auf das Baby zu projizieren. Wenn du erschöpft bist, mach eine Pause und einen Schritt zurück zu Trainingshöschen oder Windeln. Es ist besser, ein kleines oder großes Geschäft in der Windel zu haben als gestresst zu sein.

Jeder von uns hat ab und zu einen schlechten Tag. Wenn du angespannt oder schlechter Laune bist, kontrolliere deine negativen Gefühle, so dass du sie nicht gegen dein Kind richtest. Babys können sofort spüren, wenn du aufgebracht oder negativ bist. Sie erkennen deine Stimmung an Dingen wie deinem Benehmen, deinem Gesichtsausdruck, deiner Stimmlage, deinen Bewegungen, deiner Muskelspannung und deinem Atem. Lerne zu akzeptieren, dass du Fehler machen wirst. Wenn du häufige »Töpfchenunfälle« hast und feststellst, dass die Ausscheidungen deines Babys (eben nicht) im Eimer sind, werde nicht verzweifelt und klage dich nicht an. *TopfFit ist kein Alles-oder-Nichts-Unterfangen!* Es ist unrealistisch, Perfektion von dir oder deinem Baby zu erwarten, solange der Prozess nicht abgeschlossen ist. Betrachte euch so, dass ihr nach und nach auf die Perfektion zusteuert – immer in dem Wissen, dass es viele Monate dauern kann, dieses Ziel zu erreichen und dass es auf dem Weg dorthin viele Missgeschicke, viele Knuddler und viele Lacher geben wird. Der Unterschied zwischen einem guten Tag und einem schlechten Tag ist oftmals nicht so sehr das, was passiert, sondern deine Einstellung dazu – ob du darüber entspannt lachen kannst oder nicht.

Babys haben auch manchmal einen Tag, an dem »nichts läuft« Bei solchen Gelegenheiten kann es sein, dass sie ihre normalen Signale nicht äußern oder du sie nicht bemerkst. Wenn ein Baby krank ist oder es eine Veränderung in seinem Tagesablauf gibt, kann das sein Timing eine Zeit lang aus der Bahn werfen. Keine Schuldgefühle oder Schuldzuweisungen bitte! Achte noch mehr auf dein Baby und synchronisiere dich so schnell wie möglich wieder mit ihm. In manchen Situationen kann das eine Weile dauern.

Finde eine Balance zwischen den folgenen Polen:
- Je regelmäßiger und zuverlässiger du beim TopfFit bleibst, desto wahrscheinlicher wird dein Kind zum frühest möglichen Zeitpunkt windelfrei sein.
- Es ist besser, ab und zu auf Windeln zurück zu greifen (und es ist kein Versagen deinerseits, wenn du das tust) als dich aufzureiben oder Zorn oder Frustrationen gegen dein Kind zu richten.

In anderen Worten: Sei so beständig wie möglich – aber nicht bis zu dem Punkt, an dem du gestresst, besessen, erschöpft oder frustriert wirst. Manchmal bemühen wir uns zu sehr und machen eine zu große Sache aus dem Toilettenthema. Denk daran: ein entspannter Fluss ist entscheidend. Du kannst nicht von dir erwarten für jedes Pipi zur Stelle zu sein, ebenso wie du nicht

erwarten kannst, dass du bei jedem Schritt oder jedem falsch ausgesproche-
nen Wort deines Babys da bist.

Wenn dein Kind groß genug ist um ein Töpfchen zu benutzen, sollte es niemals gezwungen werden, dort längere Zeit sitzen zu bleiben. Ein guter Zeitrahmen ist 2 bis 10 Minuten, abhängig vom Alter und der Aufmerksamkeitsspan-
ne des Kindes. Das bedeutet nicht, dass du dein Kind die Topfzeiten völlig
umgehen lassen sollst. Sei standhaft in deinen Überzeugungen, indem du kreative Möglichkeiten findest es zum Sitzenbleiben zu ermutigen. Wenn nötig,
unterhalte das Baby, lenke es ab, fasziniere es, um es auf dem Topf zu halten.
Mach eine Pause, wenn es nicht pinkelt und komme eine Weile später zurück.
Gebrauche niemals Zwang oder andere negative Emotionen. Die Töpfchenzeit
sollte angenehm sein.

Bei dieser Methode geht es nicht um Kontrolle. Wenn ihr öfter in einen
Machtkampf geratet, könnt ihr gleich zu den konventionellen Methoden greifen. Versuche, neutral und gelassen zu bleiben und nicht verurteilend zu werden, während du dem Baby gleichzeitig vermittelst, dass die Töpfchenzeit ein
notwendiger und ernstzunehmender Teil des Lebens ist.

Eine häufig gestellte Frage ist: »Wenn ich nicht regelmäßig konsequent bin,
wird das mein Baby nicht verwirren?« So lange du täglich einige Töpfchensitzungen halbwegs regelmäßig einhältst, wird es dein Kind nicht verunsichern.
Viele Mütter halten ihr Kind auch auf dem Laufenden über die jeweilige Situation. »Ich kann dir kein Töpfchen anbieten, während wir Auto fahren (oder
die älteren Geschwister unterrichten oder im Büro arbeiten – was auch immer),
deswegen wirst du heute Nachmittag Windeln benutzen müssen.«

Verwirrend für das Baby ist es jedoch, wenn du unberechenbar und unre-
gelmäßig bei der Sache bist und ihm nur das Pinkeln anbietest, wenn es für
dich bequem ist. Diese bequemen Zeiten werden schrumpfen, bis sie ganz ver-
schwunden sind. Außerdem könnte das Baby aufhören dir Signale zu senden,
wenn es einmal gemerkt hat, dass es dir nicht wirklich ernst damit ist, mit ihm
zu kommunizieren und zusammen zu arbeiten.

Im Gegensatz zu dem, was viele Ärzte dir möglicherweise sagen, gibt es nicht
die eine einzige Methode des Sauberkeitstrainings, die für jedes Elternteil, jedes
Kind, jede häusliche Situation und jeden Lebensstil ideal ist. Es kann sein, dass
du dich in einer Position wiederfindest, in der du diese Methode mit einem
Kind nutzt und mit dem nächsten nicht, je nach Situation und Geisteshaltung.

Der größte Nachteil der TopfFit-Methode ist, dass sie viel Zeit beansprucht. Aber alle Methoden brauchen auf die eine oder andere Weise Zeit. Die Säuglingszeit ist ein logischer Startpunkt, da ein kleines Kind sowieso viel Zeit und Aufmerksamkeit braucht. Indem du auf das natürliche Timing und die Signale des Kindes eingehst, verstärkst du seine instinktive Wahrnehmung und Kommunikation über seine Ausscheidungen. Ihr beide werdet sehr von der Zeit profitieren, die du dieser Methode widmest.

Wenn du willens und fähig bist – dein Baby ist bereit für dich.

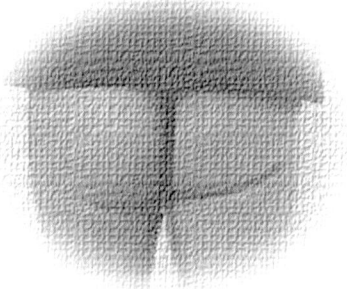

Die Im-Arm-Phase

Die beiden Hauptphasen des TopfFit-Teamworks sind:

- die »Im-Arm-Phase« (jederzeit von Geburt an, so lange, wie das Baby körperliche Unterstützung auf dem Töpfchen braucht)
- die Töpfchen-/Toilettenphase (beginnt, wenn das Baby bequem selbstständig auf Töpfchen oder Toilette sitzen kann)

Die Im-Arm-Phase ist der entscheidendste und für Menschen aus den Industrienationen einzigartigste Teil des Sauberbleibens. Da ein Säugling nicht allein sitzen kann, sollte er sicher und bequem über einem Gefäß oder einem anderen Toilettenplatz in deine Arme geschmiegt sein.

Die optimale Zeit für den Beginn dieser Phase ist jederzeit von der Geburt an bis zum Alter von 5 bis 6 Monaten, da dies das erste Lernfenster ist. Mit der Geburt oder vor der einsetzenden Mobilität mit etwa 6 Monaten anzufangen bringt im Allgemeinen schnellere und bessere Resultate als wenn man erst beginnt, wenn das Baby bereits mobil ist.

Wenn ihr nach 6 Monaten anfangt, werdet ihr höchstwahrscheinlich einige Techniken etwas verändern müssen. Kurz gesagt, es gibt keinen fixen Punkt, von dem an diese Methode nicht mehr funktionieren würde. Aber je früher man beginnt, desto besser ist es für gewöhnlich.

Anfangs ist die TopfFit-Methode recht intensiv und fordernd (teils, weil sehr junge Babys öfter müssen, teils, weil man sich erst an so viele Aspekte der Säuglingszeit gewöhnen muss). Mit den Monaten wird sie nach und nach einfacher und weniger zeitaufwändig und ist oftmals früher als herkömmliche Methoden beendet (obwohl das nicht das Hauptziel ist). Auf lange Sicht braucht diese Methode nicht mehr Zeit als Vollzeit-Wickeln, in vielen Fällen sogar (erheblich) weniger Zeit. Aber es geht hier nicht darum, irgendwelche Rekorde aufzustellen oder besser zu sein als deine Nachbarin oder Schwester. Es geht darum, dass dein Säugling und du miteinander kommuniziert und eine tiefe Bindung zueinander eingeht – durch grenzenlose Liebe zueinander und das dadurch bedingte Einlassen auf den anderen.

Die 6 Schritte der Im-Arm-Phase sind:
1. Die Wahl des Hauptsignals
2. Timing und Ausscheidungsmuster
3. Auswahl des Ortes und/oder Gefäßes
4. Positionen
5. Signale und Stichwörter
6. Verständnis und Hingabe

Schritt 1: Wahl des eigenen Signals

Der erste Schritt ist die Auswahl eines Signals, das dem Baby mitteilt, dass es loslassen soll. Dieses Signal kann jeder beliebige Ton sein. Das meist verbreitete Signal für die Entleerung ist eine Imitation des Geräuschs von laufendem Wasser (oder Urin): »sssss« oder »psssss«. Für das große Geschäft kannst du einen Grunzlaut oder einen Laut großer Anstrengung nutzen (wie »hmmmmmm«), oder du benutzt einfach »sssss« für beide Formen der Ausscheidung. Einige Eltern ziehen Babysprache vor, während andere gern ganze Sätze in einer besonderen Stimmlage nutzen (z.B.: »Musst du mal Pipi?«). Manche Mütter verlassen sich darauf, dass die Position das Signal der Wahl ist und nutzen gar keine hörbare Sprache. Tu, was immer sich für dich am natürlichsten und angenehmsten anfühlt. Säuglinge können innerhalb weniger Tage lernen ihre Ausscheidungen mit deinen Signalen zu assoziieren, wenn du früh genug anfängst.

Schritt 2: Timing und Ausscheidungsmuster

Schritt 2 bedeutet sich mit den natürlichen Ausscheidungsmustern und -zeiten des Babys vertraut zu machen. Während einer oder mehr »Sessions« von ca. 30 Minuten bis ein oder zwei Stunden (was immer für dich angenehm ist), kannst du ein generelles Gefühl für die Ausscheidungszeiten des Babys bekommen.

Such dir einen warmen, bequemen, gut belichteten Platz um das Kind zu beobachten. Lege eine Art von Schutzmatte auf den Teppich oder die Matratze, z.B. eine Lage wasserfesten Materials, abgedeckt mit einem Laken, oder ein paar Handtücher oder eine Stoffwindel. Wenn der »Fontäneneffekt« bei kleinen Jungs sich während dieser Übung als Problem erweist, kannst du eine (Stoff-)Windel, ein Moltontuch oder ein weiches Handtuch über seine Leistengegend legen. Denk daran, dass du, wenn du den Penis abdeckst, vielleicht noch aufmerksamer sein musst, um genau festzustellen, wann Baby Wasser lässt.

Falls du es hilfreich findest, Notizen zu machen (das geht nicht allen so), brauchst du einen Stift, eine Uhr und Schreibpapier. Mache einen Eintrag, wenn du dein Baby fütterst. Es ist einfacher aber nicht unbedingt notwendig, mit einer Mahlzeit zu beginnen, der nicht direkt ein Schläfchen folgt. Notiere die Anfangs- und Endzeiten der Mahlzeit.

Wenn das Baby während der Mahlzeit muss, mach das »sssss«-Geräusch und schreib die Zeit auf. Das »sssss«-Geräusch hilft dem Baby zu lernen, dass Grundsignal mit der Ausscheidung zu assoziieren ist. Falls dein Baby einen Laut äußert oder du direkt vor der Ausscheidung ein körpersprachliches Signal erkennst, kannst du dieses nutzen, um zukünftige Ausscheidungen vorher zu sehen. Entferne das nasse Tuch und ersetze es durch ein sauberes und trockenes. Wiederhole den Prozess, wann immer das Baby während der Mahlzeit muss. Das Ziel der Übung ist letztendlich die Notizen dafür zu benutzen, die Ausscheidungsfrequenz deines Babys im Verhältnis zum Füttern und Schlafen festzustellen.

Wenn du ein Neugeborenes beobachtest und noch im Wochenbett bist, oder wenn du dein Baby nicht (teilweise) unbekleidet lassen möchtest, ist dies eine andere Möglichkeit, die Ausscheidungen kennen zu lernen: platziere eine Stoffwindel auf deinen Oberkörper. Lege das Baby auf die Windel, warte, bis es muss, mach dein Signal, wenn es sich erleichtert und notiere die Zeit. Ersetze die nasse Windel durch eine saubere und wiederhole den Prozess so oft wie nötig.

Du kannst die Ausscheidungsmuster auch studieren, wenn du ein Tragetuch benutzt. Tragen ist einer der besten Wege mit dem Timing des Babys vertraut zu werden und darauf eingestellt zu bleiben, da man sofort merkt, wenn das Kind Wasser lässt. Das ist besonders in kaltem Klima oder in Räumen ohne ausreichende Heizung von Vorteil. Einige Mütter lassen ihre Babys im Tuch nackt und tragen sie Haut an Haut, wodurch das Baby auf perfekter Körpertemperatur gehalten wird. Wenn gewünscht, kann man im Tragetuch eine Stoffwindel unter das Baby legen. Natürlich ist es keine Pflicht das Baby nackt zu tragen. Auch wenn es Kleidung und/oder eine Stoffwindel ohne Überhose trägt, wirst du wissen, wann es muss.

Mütter, die ihre Intuition nutzen um zu wissen, wann das Baby muss, müssen sich vielleicht nur am Anfang auf das Timing verlassen. Einige lassen diesen Schritt möglicherweise auch ganz weg und verlassen sich statt dessen ausschließlich auf die intuitive Verbindung mit ihrem Baby. Vertrau deinem Instinkt und deinen Fähigkeiten. Wenn du meinst, dass dein Baby muss, wenn du eine Ahnung hast oder es einfach *weißt*, gib ihm eine Chance zum Pinkeln. Die meisten Mütter spüren instinktiv und intuitiv andere Dinge, z.B. ob ihr Baby müde, hungrig oder krank ist. Du weißt automatisch, wie du auf diese Dinge reagieren musst, und so ähnlich kannst du deinem Baby helfen, sich zum richtigen Zeitpunkt zu erleichtern.

Wenn du dein Baby beobachtest, wirst du höchstwahrscheinlich feststellen, dass es »Toiletten-Muster« gibt, die im Verhältnis zum Essen und Schlafen stehen. Viele Babys urinieren in einigermaßen regelmäßigen Abständen. Zum Beispiel kann es sein, dass Neugeborene und sehr junge Säuglinge nach einer Mahlzeit ein paar Mal aller 5 bis 15 Minuten pinkeln. Ein drei Monate altes Baby macht vielleicht nach dem Stillen drei oder vier Mal alle 15 bis 20 Minuten, dann mag sich der Abstand erhöhen auf 30 Minuten, oder vielleicht muss das Baby auch nur einmal nach 30 Minuten und dann nicht mehr, bis es wieder etwas zu sich nimmt. Andere zu erwartende Muster sind Ausscheidungen direkt nach dem Aufwachen und auch während oder gleich nach einer Mahlzeit – obwohl einige Babys erst 10 bis 15 Minuten nach dem Stillen müssen.

Denke immer daran, dass das beim TopfFit benutzte Timing auf den Zeiten des Babys basiert und nicht so sehr auf deinen eigenen. Wenn du dem Kleinen alle 15 bis 20 Minuten nach dem Füttern den Topf anbietest, dann deswegen, weil du es von ihm gelernt hast. Sogar wenn du das Gefühl hast, dass die Topfbesuche Glückstreffer sind oder du nur herumrätst, sollte dein Raten auf deinen Beobachtungen und Gefühlen dafür, wann das Baby muss, begründet sein. Hier kommen auch andere Faktoren mit ins Spiel. Wenn das Baby z.B. müde oder krank ist oder friert, kann es sein, dass es öfter muss. In warmem Klima oder mit warmer Kleidung ist es dagegen möglich, dass es weniger oft pinkelt als gewöhnlich.

Erinnere dich, dass sich die Zeiten und Muster des Babys von Zeit zu Zeit ändern, wenn es größer wird und die Blasenkapazität zunimmt. Versuche immer einmal, zwischen den Toilettenbesuchen ein wenig länger zu warten, dehne die Pausen dazwischen beispielsweise von 20 auf 30 Minuten aus. Wenn es dem

Baby damit gut geht, nutze das neue Timing. Wenn es noch nicht bereit ist, bleib noch eine Weile bei dem alten Muster.

Wenn dein Baby dazu tendiert beim Stillen zu machen, setze es auf ein Gefäß, eine kleine Schüssel oder einen kleinen Topf, während du es stillst. Finde eine Haltung, die dabei bequem ist. Der Schlüssel zum Lernen des Babytimings ist eine Beziehung zwischen Ausscheidungen und Füttern und Wachen zu finden. Eine aufmerkame Mutter wird instinktiv eine Korrelation zwischen diesen beiden Dingen fühlen oder letztendlich erkennen.

Abschließend zu diesem Punkt: Es gibt Ausnahmen zu jeder Regel. Nicht alle Babys haben regelmäßige oder vorhersehbare Ausscheidungsmuster, sei also nicht entmutigt oder beunruhigt, wenn du kein Muster finden kannst. Es kann für Anfänger eine Herausforderung sein, eine schwer ahnbare und rätselhafte Ausscheidung aufzufangen. Die ersten Treffer können einem wie reine Glückssache vorkommen. Einige Mütter richten sich anfangs nach der Uhr. Es kann auch hilfreich sein, eine Eieruhr zu benutzen, bis das Timing in Fleisch und Blut übergegangen ist. Andere sind während des ersten Tages oder der ersten Woche sehr erfolgreich, aber verlieren dann für einige Zeit den Faden. Manche haben ein leichtes Spiel mit Pipi aber nicht mit dem Stuhlgang, während es bei wieder anderen genau umgekehrt ist und das Baby tage- oder wochenlang nicht pinkelt, wenn sie es abhalten. Einige Babys haben sehr unregelmäßigen oder seltenen Stuhlgang (gestillte Babys manchmal nur alle 7 bis 10 Tage), was es für eine Weile schwierig oder unmöglich machen kann, einen Treffer zu »landen«. Es kann sein, dass du dich mehr auf Signale und Schlüsselwörter, Körpersprache, Intuition bzw. eine Kombination aus diesen Dingen verlassen musst um dich zunächst einmal auf dein Baby einzustimmen. Und später kann es sein, dass du feststellst, dass du einige oder alle davon zu unterschiedlichen Teilen nutzt, wenn dein Baby sich mit der Zeit verändert.

Schritt 3: Auswahl eines Ortes bzw. Gefäßes

Bevor du fortfährst, solltest du dir einen Toilettenplatz und ein Gefäß aussuchen. Für die ersten Tage oder Wochen ist es angebracht, möglichst immer denselben Platz und dasselbe Gefäß zu nehmen, damit das Baby diese mit der Ausscheidung assoziiert. Aus hygienischen Gründen oder Gründen der Erreichbarkeit für Urin und Stuhlgang verschiedene Gefäße zu nehmen ist in Ordnung.

Myriaden von Gefäßen und Orten sind denkbar, und hier könnt ihr eure Kreativität ins Spiel bringen. Wähle aus, welcher Behälter und welcher Ort auch immer dir, deinem Kind und eurer Situation am meisten zusagt. Einer der beliebtesten Plätze für das Pipi ist das Badezimmerwaschbecken. Auch die Dusche könnt ihr zum Pinkeln nehmen. Gefäße für Urin und Stuhlgang sind z.b. ein Töpfchen, eine kleine Rührschüssel, ein rechteckiger Plastikcontainer, die Toilette, das Bidet, der Hundenapf, leere Verpackungen, Eimer (idealerweise mit dicht schließendem Deckel) oder irgendein anderer Allesfänger, der funktioniert. Wenn du das Baby auf ein Gefäß setzt, sollte dieses hinsichtlich Größe, Bequemlichkeit und Temperatur »babypopo-freundlich« sein. Wenn du in der Wildnis lebst oder campst, bietet Mutter Natur oft sehr interessante Pipiplätze für Säuglinge.

Beim Waschbecken im Badezimmer gefällt vielen Babys der Spiegel besonders gut, aber wie alles andere ist auch dies subjektiv. In einigen Fällen kann die Betrachtung des eigenen Spiegelbildes sich als zu ablenkend erweisen (oder dahin entwickeln). Mit jeder Phase des TopfFit-Teamworks stellen die Eltern fest, dass einige Dinge eine Weile lang gut funktionieren und dann verändert werden müssen, wenn ihre Babys sich verändern und wachsen. Und genauso funktionieren einige Ansätze bei manchen Kindern und bei anderen nicht. *Es gibt keine feste Art, auf die man TopfFit »machen« muss.* Jeder geht so vor, wie es für ihn und seine Familie am besten funktioniert.

Schritt 4: Positionen

Die klassische »Ausscheidungsposition« ähnelt der Im-Arm-Variante des Sitzens auf einem Stuhl oder des Hockens. Lass ein Neugeborenes flach auf dem Rücken auf deinen Unterarmen liegen, während der kleine Kopf deinen Brustkorb oder deinen Bauch berührt (je nachdem, wie hoch Waschbecken oder Gefäß sind). Halte bei beiden Positionen die Oberschenkel des Babys in den Händen, leicht geöffnet, während du mit deinem Baby über Waschbecken oder Toilette »zielst«. Pass auf, dass du die kleinen Knie nicht zu hoch ziehst und auch nicht anderweitig Druck auf den Bauch ausübst. Wenn das Baby wächst, wirst du mehr Platz brauchen, um seine Länge unterzubringen, du kannst es dann in deinen Arm kuscheln, indem du seinen Rücken zwischen deinen Unterarmen hältst und seinen Kopf gegen deinen Brustkorb lehnst. Die meisten

Babys finden diese Position entspannend. Viele Varianten davon sind möglich. Bei Neugeborenen mag es bequemer sein, das Baby auf einem Arm liegen zu haben und mit der Hand dieses Armes die Füßchen zu umgreifen, während die andere Hand das Köpfchen stützt.

Welche Position auch immer ihr benutzt, ihr solltet folgendes sicherstellen:

- Die Position ist bequem, sicher und entspannend.
- Nacken, Köpfchen und Wirbelsäule sind gut gestützt.
- Die Umgebung ist warm, sauber und friedlich.
- Die Einstellung und Stimmung ist positiv.

Bei Jungen ist zum Zielen etwas mehr Aufmerksamkeit erforderlich, da sich der Penis beim Wasserlassen hebt. Eine Möglichkeit ist eine Fingerspitze zu benutzen um ihn nach unten zielen zu lassen, wenn sich der Strahl beginnt zu heben. Eine andere Möglichkeit ist den Körper des Babys so gut es geht zu platzieren und dann die gewölbte Handfläche als Spritzschutz zu benutzen um den Strahl umzulenken. Hänge den kleinen Hintern auf der Toilette oder bei der Benutzung eines Eimers tief genug nach unten, so dass der Strahl innerhalb des Gefäßes bleibt. Kleine Jungen (und auch manche kleinen Mädchen) genießen es normalerweise, ihren Strahl zu beobachten, und dies wiederum fördert das Bewusstsein dafür. Wenn sie alt genug sind um gut auf der Toilette zu sizten, können Jungen mit gespreizten Beinen weiter hinten sitzen und ohne Hilfe in die Schüssel »schießen«.

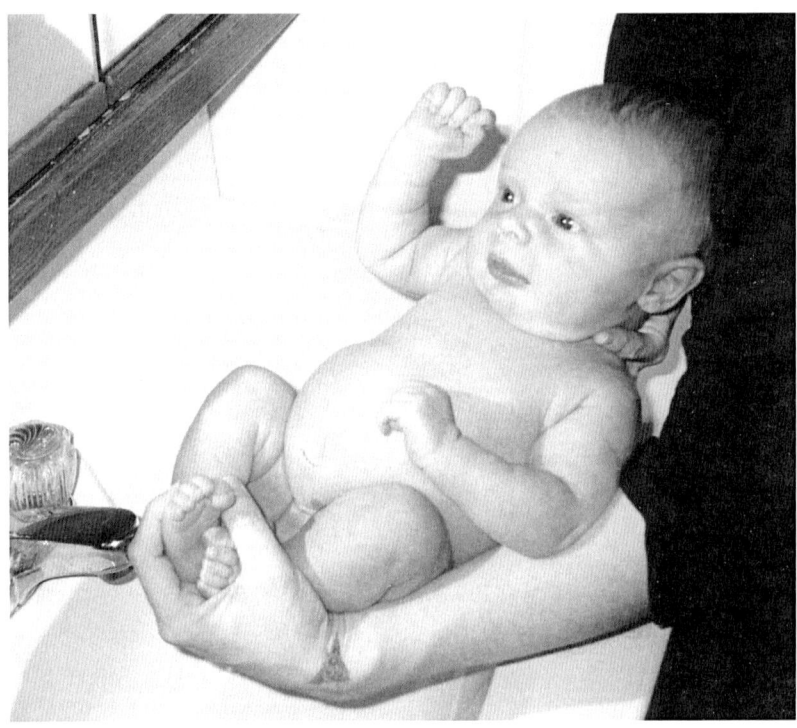

Matt Jasper

Albion, 3 Wochen alt, bewundert sich selbst im Spiegel. Seine Mutter entdeckte, dass es eine gute Idee war, seine Füße zusammen zu halten, weil:
a) seine Beine blau anliefen, wenn sie ihn an den Oberschenkeln hielt und
b) es leichter war, seine Beine hoch zu halten und seinen Strahl abwärts zu lenken.

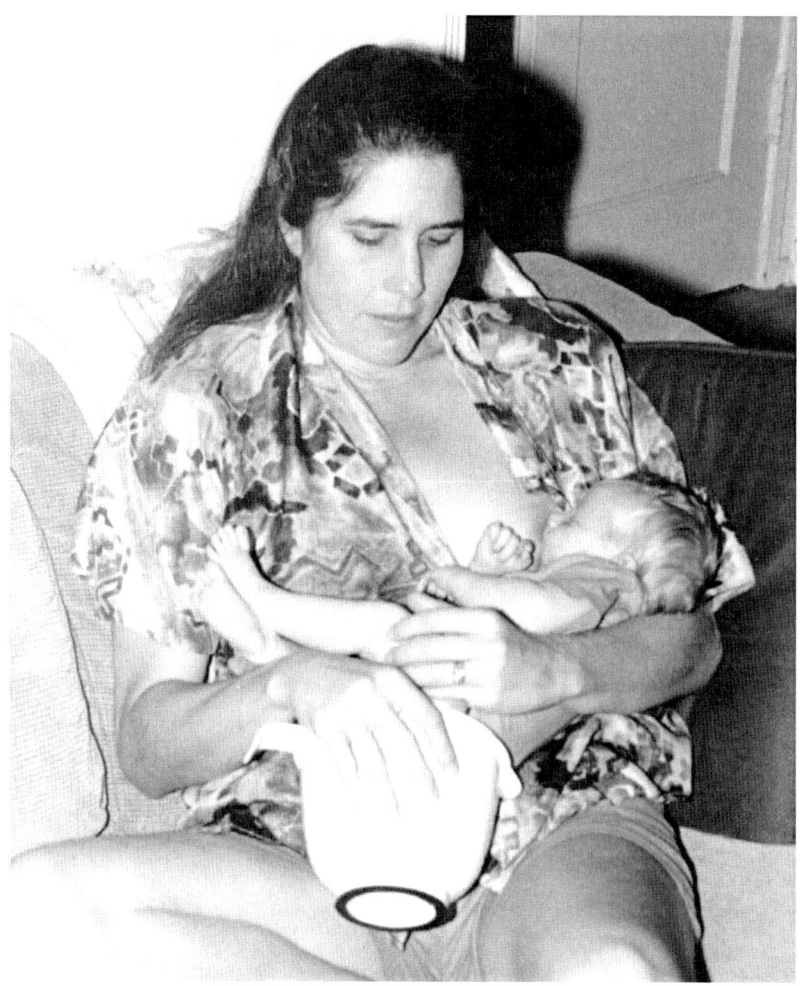

Tom Griggs

Zwei Wochen alt. Eine kleine Backschüssel unter Saras Hintern ermöglicht ununterbrochenes Stillen, während ihre Mutter mit ihren Ausscheidungszeiten und -mustern vertraut wird.

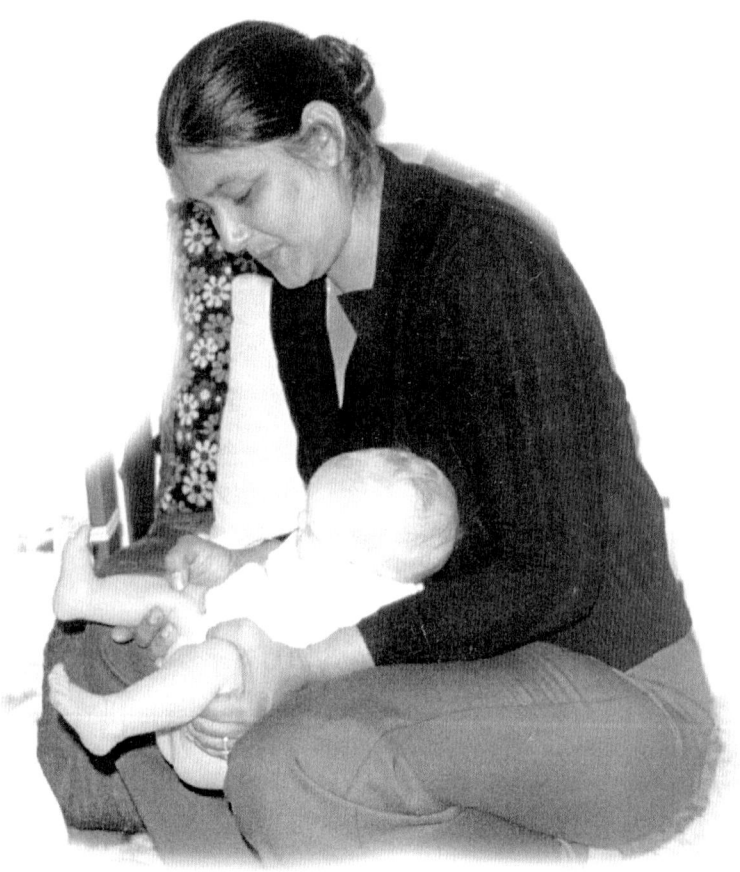

Laurie Boucke

Drei Monate alt. Klassische Hockposition für Mutter und Baby. Betreuerin hockt. Babys Kopf und Nacken sind gestützt durch Oberkörper und Arme der Betreuerin, Babys Rücken lehnt an den Knien des Erwachsenen. Das Baby wird an den Oberschenkeln in Position gehalten. In westlichen Ländern ist es üblicher, dass die Mutter am Waschbecken steht und das Baby in dieser Position hält.

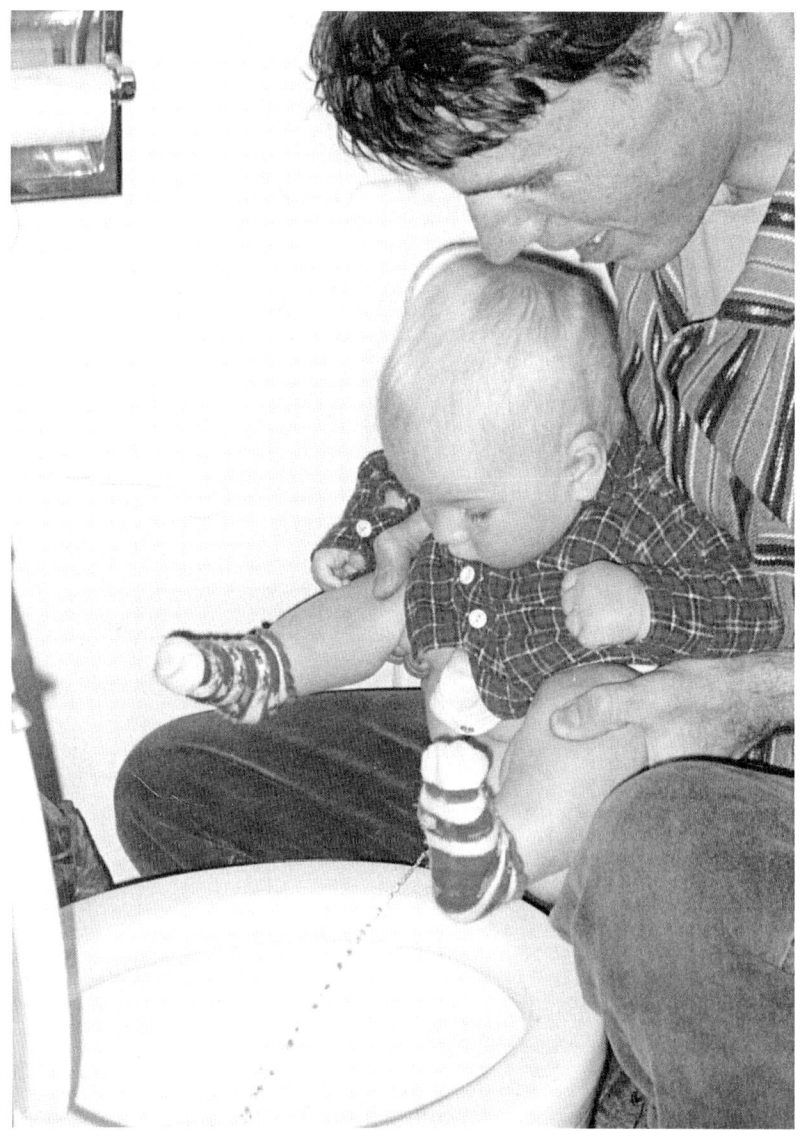

Tom Strawn

Der 5 Monate alte Aidan trifft ins Ziel.

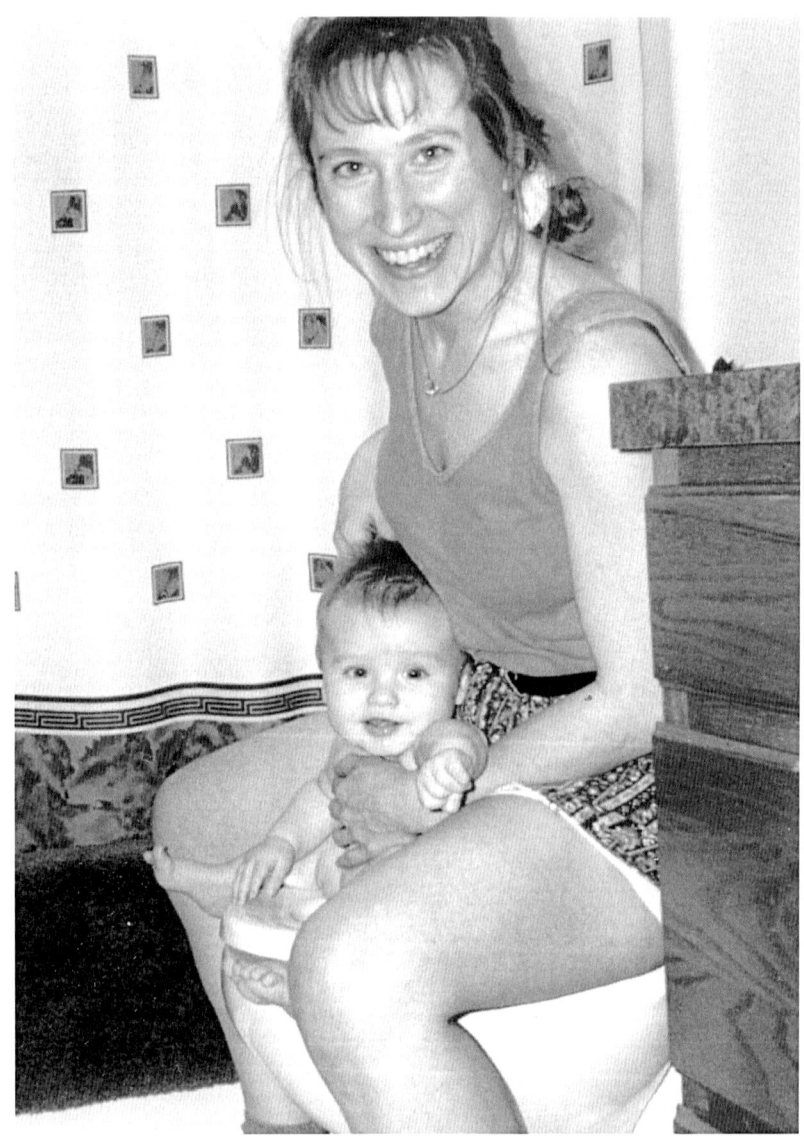

Craig Baas

Zachary, 7 Monate alt, mit Mutter Lois.

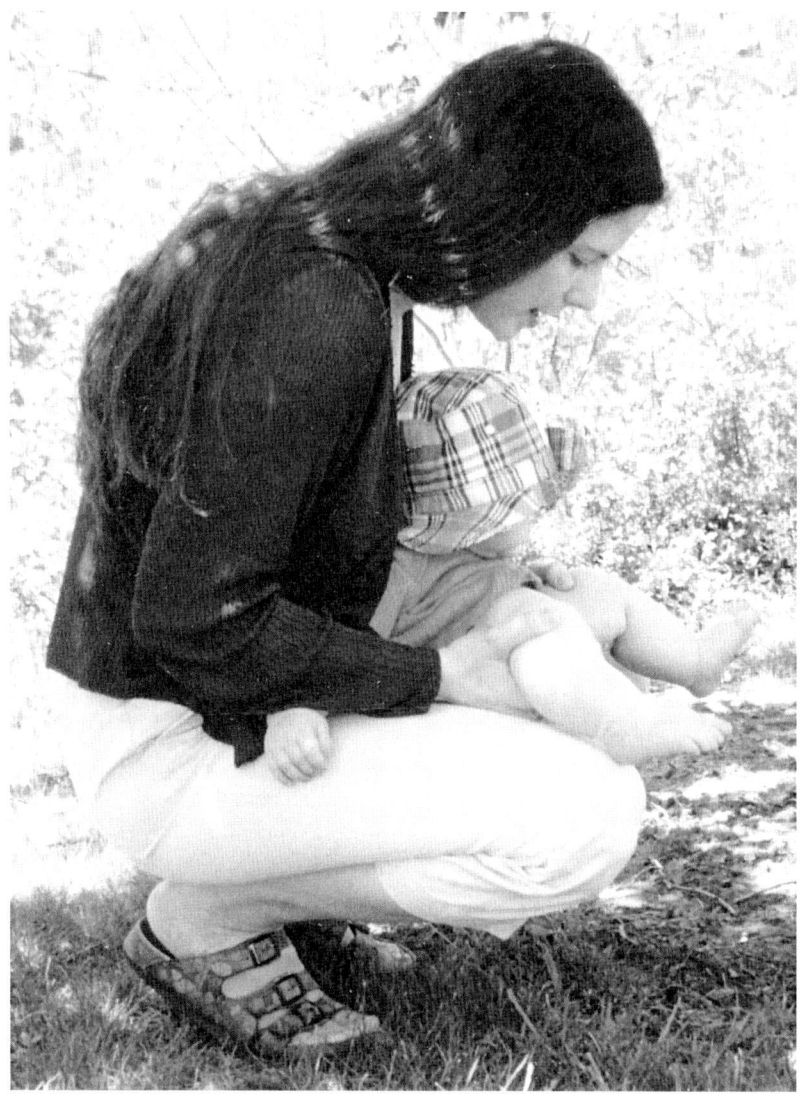

Brett Cornish Scott

Der 7 Monate alte Aedhan betrachtet seinen Strahl mit großem Interesse, bevor er der Pfütze auf dem Boden zum Abschied winkt.

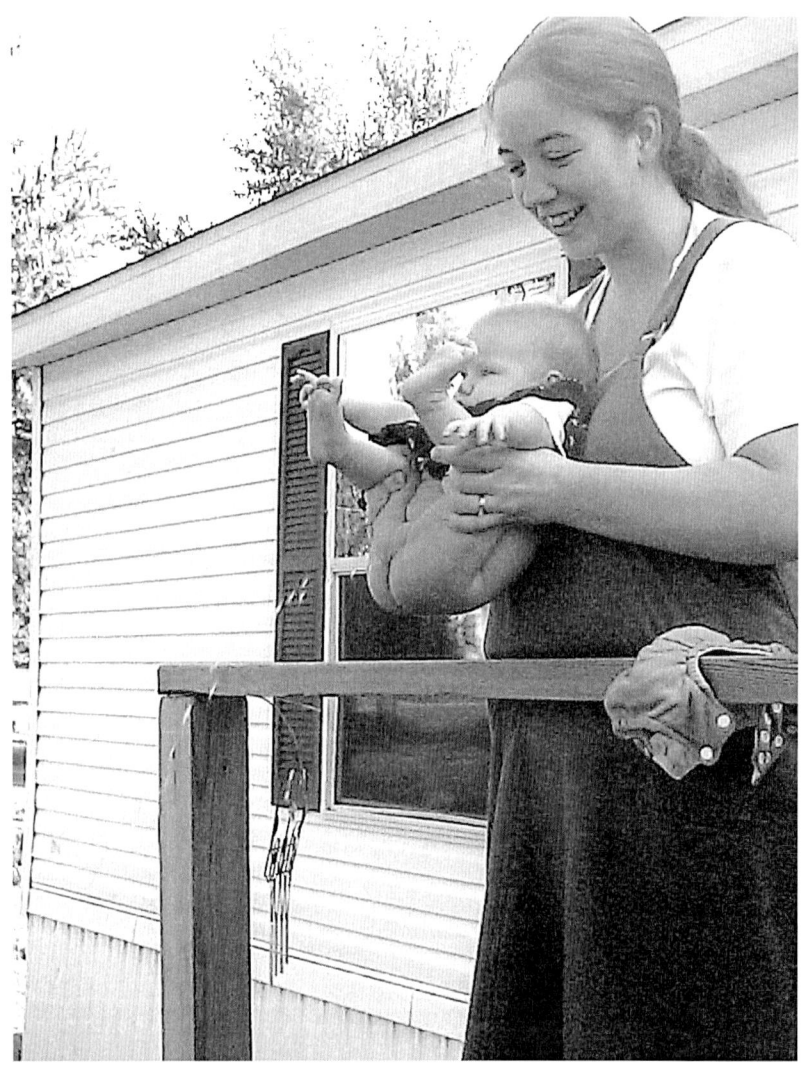

Kevin White

Die zwei Monate alte McKenna macht in den Garten, während ihre »Poquito Pants«
trocken auf dem Geländer hängen.

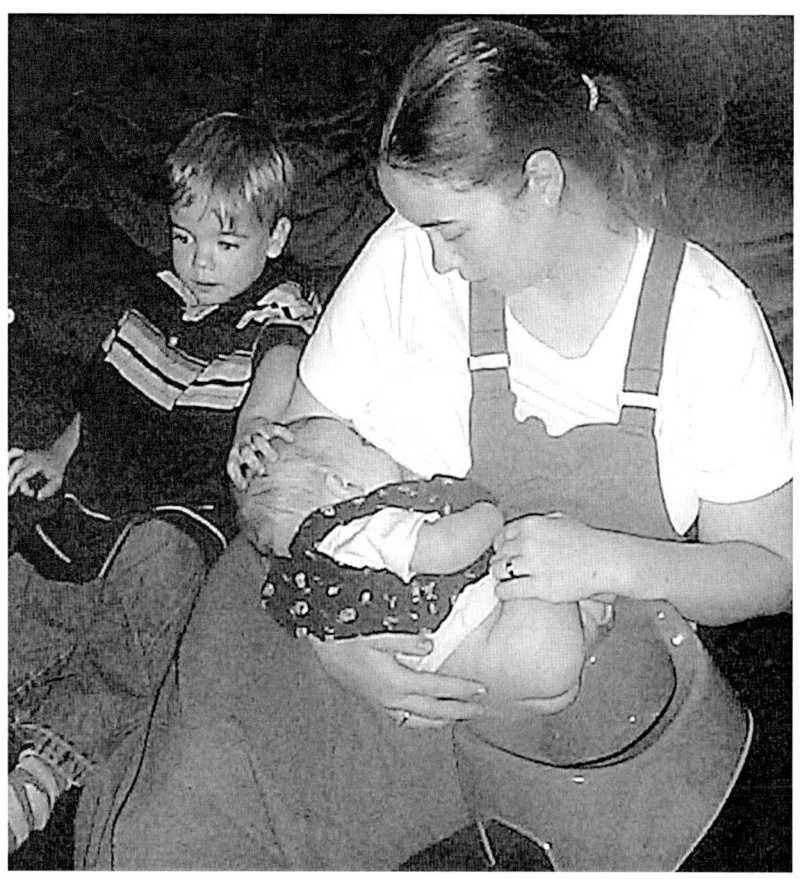

Kevin White

McKenna, zwei Monate alt, wird über dem Topf gestillt, während ihr Bruder sie streichelt.

Betreuer mit körperlichen Grenzen können nach Alternativen suchen, um ihr Baby zu halten oder zu stützen. Wenn du Rückenschmerzen verspürst, oder wenn ein selbst noch kleines Geschwisterkind das Baby zu schwer findet um es in Position zu halten, ist eine Lösung das Baby auf dem Schoß zu halten, während du selbst als warmes, meschliches Kissen auf der Toilette sitzt und gleichzeitig das Gewicht von deinem Rücken nimmst. Eine Variation davon ist, auf der Toilette zu sitzen und das Baby zwischen den Beinen zu halten. Für diese Position kannst du das Baby entweder in einer hockenden oder in einer sitzenden Stellung halten, sein Rücken an deinem Bauch oder deinen Oberschenkeln. Es ist egal, in welcher Richtung du auf der Toilette sitzt; manche Babys mögen es, »falsch« herum zu sitzen, während andere gern nach vorn gucken.

Wenn du feststellst, dass die Positionen in diesem Kapitel für dich und dein Baby nicht richtig sind, experimentiere sanft, bis du eine findest, die für beide von euch gut funktioniert. Behalte im Auge, dass dein Baby eine favorisierte Position von einem zu anderen Tag unerwartet ablehnen kann und du eine Alternative finden musst. Manche Babys sind auch mit einer Vielzahl verschiedener Positionen zufrieden und glücklich.

Schritt 5: Signale und Zeichen

Der nächste Schritt ist, dass Betreuer und Baby die Fähigkeit entwickeln, die Signale und Zeichen des anderen zu lesen und darauf zu antworten. Dies kann auf vielen verschiedenen Ebenen geschehen und ist von Kind zu Kind und von Elternteil zu Elternteil verschieden.

Signale vom Betreuer zum Baby…

Bevor du anfängst zu signalisieren, denke daran, dass dein Baby nur auf diese Signale antworten wird, wenn es einmal muss. Wenn seine Blase voll oder fast voll ist, oder wenn es demnächst ein großes Geschäft machen muss, hat es die Fähigkeit, auf dein(e) Zeichen hin *loszulassen*. Wenn es nicht muss, wird es auf deine Zeichen nicht antworten, und du solltest dann nicht darauf bestehen. Es gibt Ausnahmen, bei denen ein Baby auf das Schlüsselwort hin grunzt, sich hinunter beugt, die Schließmuskeln betätigt oder sich sehr konzentriert und eine kleine Menge Urin entlässt, auch wenn die Blase nicht voll ist.

Bei vielen Babys sind die am ehesten vorhersehbaren Ausscheidungen direkt nach dem Aufwachen am Morgen oder nach einem langen Schlaf, während des Stillens oder eine bestimmte Zeit nach dem Stillen oder Essen. Wenn du denkst oder das Gefühl hast, dass das Baby wahrscheinlich muss, bring es zu eurem Toilettenplatz und gib ihm dein Signal. Du wirst beeindruckt sein, wie schnell das Baby lernt dein Signal mit der Ausscheidung zu assoziieren, besonders wenn du beständig bist. Säuglinge reagieren auf die folgenden Arten von Signalen:

- sprachliche oder stimmliche Zeichen (»sssss« oder »Musst du mal?«)
- körperliche Zeichen (Position im Arm, Ort, Gefäß etc.)
- intuitive Zeichen
- Handzeichen wie Gesten oder Zeichensprache

Wenn du anfangs beständig und einigermaßen ernsthaft bist, wird dein Baby dein spezielles sprachliches, stimmliches oder physisches Signal innerhalb von einer Woche oder weniger mit der »Toilettenaktivität« verknüpfen. Wenn es von der Zeit her müssen könnte, aber nicht auf deine Signale reagiert, versuche, etwas Wasser in das Waschbecken oder die Badewanne laufen zu lassen. Das Geräusch laufenden Wassers könnte das Baby dazu animieren loszulassen. Du kannst auch probieren, ein wenig Wasser über über seine Füße laufen zu lassen oder auf seinen Bauch zu spritzen. Wenn es dann immer noch nicht pinkelt, heißt das, dass es nicht muss. Versuche es in 5 bis 10 Minuten noch einmal – oder wann immer es dem natürlichen Timing deines Babys entspricht.

Grundsätzlich solltest du nicht länger als eine oder zwei Minuten signalisieren müssen. Wenn keine Reaktion erfolgt, muss das Baby wahrscheinlich nicht. Halte es nicht länger in Position, wenn es nicht gemütlich, glücklich und entspannt ist oder dort bleiben möchte. Manchmal möchte es vielleicht noch länger in deinem Arm bleiben; in diesem Fall kannst du weiter signalisieren. Wenn es sich wehrt und du es nicht schnell ablenken und entspannen kannst, respektiere seinen Wunsch und versuche es später wieder.

Viele Menschen der Industrienationen glauben nicht, dass es so etwas wie telepathische Kommunikation zwischen Betreuer und Kind gibt. Andere glauben, dass diese Art der Kommunikation existiert, aber dass sie dazu nicht in der Lage sind. Wenn du keinen Bezug zu dieser Art der Kommunikation hast oder sie mit deinem Kind nicht erreichen kannst, mach dir zunächst um die

Intuition keine Sorgen. Du kannst genauso auf dein Kind eingehen, wenn du die anderen Formen der Kommunikation benutzt.

Wenn du das Gefühl hast, dass du hauptsächlich herumrätst und dass es oft nur Glückssache ist, ob dein Baby auf dein Zeichen hin pinkelt, nutze einfach weiter Timing, Ausscheidungsmuster, Körpersprache und Lautäußerungen und sogar »Raten«. Eines Tages könntest du überrascht sein, dass du plötzlich hörst oder dir etwas sagt: »Es ist Zeit sie abzuhalten« und deine Intuition erwacht. Wenn du jemals aus heiterem Himmel denkst, dass dein Baby vielleicht muss, handle danach und ignoriere es nicht, und du könntest angenehm überrascht werden. Nachdem du auf diese Weise Resultate erzielt hast, kannst du möglicherweise deine Arbeit mit der Uhr durch das Verlassen auf die Intuition ergänzen oder sogar ersetzen.

Eltern, die das Gefühl haben, sie können auf einer intuitiven Ebene mit ihren Babys kommunizieren, können entweder von Zeit zu Zeit absichtlich gezielte Gedanken an ihr Baby richten (»Musst du mal?«) oder die Gedanken einfach laufen lassen in dem Wissen, dass die richtigen Gedanken zur richtigen Zeit an das Baby gesandt werden. Intuition ist ein unterschwelliges Phänomen, das immer in unserem Unterbewussten abläuft. Es ist wie eine Standleitung, es läuft ständig im Hintergrund, und du musst dich nur in den Strom einklinken um ihn zu nutzen.

Mütter in sogenannten »primitiven« Kulturen sehen Babys als eine Erweiterung ihrer eigenen Körper an. Wenn du eine asiatische oder afrikanische Mutter, die ihr Baby abhält, fragst »Woher weißt du, wann das Baby muss?«, dann sei nicht überrascht, wenn die Antwort ist, dass ihre Intuition es ihr sagt. »Ich weiß es einfach. Mütter wissen es einfach.« Es ist so ähnlich wie zu wissen, wann das Kind gestillt werden möchte – auf verschiedene Wege lernst du und weißt instinktiv, wann es Zeit ist, die Brust anzubieten.

Handzeichen sind eine Form der Zeichensprache. Eltern und Kind können ihre eigenen speziellen Zeichen erfinden, die Amerikanische Zeichensprache ASL oder eine andere Zeichensprache benutzen.

Du kannst deinem Baby beibringen Handzeichen mit der Ausscheidung zu assoziieren. Dieses öffet einen neuen und persönlichen Kommunikationskanal. Um das ASL-Zeichen für »Toilette« zu machen, dreh deine Handfläche zum Baby. Mach eine Faust und steck den Daumen zwischen Zeige- und Mittelfinger (das formt den Buchstaben T für »Toilette«). Dann drehe oder schüttele deine Hand ein paar Mal hin und her, um »Toilettentätigkeit« anzuzeigen wie z.B.: »Musst du mal?« oder »Sollen wir mal zur Toilette gehen?« [Das Toilettenzeichen der deutschen Gebärdensprache DGS ähnelt eher einer Dreh- bzw. Kurbelbewegung. Nähere Informationen dazu sind z.B. zu finden unter: http://www.sign-lang.uni-hamburg.de/ALex/start.htm, Anm. d. Übers.]

Mach das Toilettenzeichen, wenn du fragst, ob dein Baby muss, wenn du es auf die Toilette oder das Töpfchen setzt und während es sich erleichtert. Dann erweitere die Bedeutung. Verstärke das Zeichen, indem du »Töpfchen« oder »Toilette« sagst, wenn du das Zeichen machst. Fang dann an, das Zeichen zu machen, wenn du auf das Badezimmer oder das Töpfchen zeigst und dort hin gehst. Dann mache still das Zeichen, wenn du denkst, dass dein Baby muss. Als letzten Schritt kannst du dein Töpfchen-Angebot durch Handzeichen anzeigen, während ihr in einem anderen Raum seid.

Signale und Zeichen des Babys
Du wirst lernen müssen, die Signale und Zeichen deines Babys zu lesen. Das kannst du tun, indem du sein natürliches Timing bzw. seine Körpersprache und andere Zeichen beobachtest.

Diese Zeichen können hörbar, unhörbar, sichtbar oder unsichtbar sein. Babys senden hauptsächlich die folgenden Signale:
- Körpersprache
- Lautäußerungen
- intuitive Zeichen
- Handzeichen wie Gesten oder Zeichensprache

Dein Baby macht direkt vor einer Ausscheidung bestimmte Gesichtsausdrücke und andere Körpersprache. Durch sorgfältiges Beobachten kannst du lernen diese Körpersprache zu erkennen. Zum Beispiel kann es sein, dass dein Baby mit seinen Augen auf das Badezimmer zeigt. Wenn du an seinem Toilettenplatz vorbeigehst und es muss, kann es sein, dass es sich in diese Richtung lehnt oder wirft. Wenn es groß muss, kann es sein, dass es sich windet, wenn du am Bad vorbei gehst. Dies sind Versuche zu deuten, bevor es seinen Arm, seine Hand oder seine Finger nutzen kann. Manche Körpersprache ist extrem subtil und schwierig zu entziffern. Es gibt Mütter, die schwören, dass ihr Kind überhaupt nicht signalisiert. Wenn du in dieser Situation bist, nutze erst einmal andere

Formen der Kommunikation und beobachte, wie die Körpersprache offensichtlicher wird, während das Baby heranreift. Und sei darauf vorbereitet, dass sich die Signale mit der Zeit ändern.

Die folgende Liste enthält Beispiele von sowohl spontanen als auch erlernten körpersprachlichen Signalen. Vielleicht benutzt dein Baby nur eins oder wenige davon oder seine eigenen einzigartigen Zeichen, die hier nicht erwähnt sind.

Verhalten
- wird ruhiger, langsamer oder bleibt kurzzeitig still
- schnelle Stimmungsveränderungen von glücklichem Lächeln zu quengelig und verdrießlich
- hört auf mit stillen oder weigert sich zu stillen, vielleicht mit einem bestimmten Blick
- zappelt oder tritt, um (z.B. aus dem Tragetuch) auf den Boden zu kommen
- plötzliches Innehalten oder Verlust des Interesses an einer Aktivität (inklusive Brabbeln)
- versteckt sich oder sucht einen abgeschiedenen Platz auf, um allein zu sein, öffnet die Verschlüsse seiner Kleidung, zieht Windel oder Kleidung aus

Augen
- guckt ungerichtet in die Ferne
- guckt oder starrt in Richtung des Badezimmers, Töpfchens oder eines anderen Toilettenplatzes

Gesicht
- zieht Grimassen oder verzieht das Gesicht
- blickt sehr konzentriert oder hat ein leeres, verträumtes Starren
- Gesicht läuft rot an

Bauch
- spannt die Bauchmuskeln an
- zieht die Bauchmuskeln beim »Drücken« zusammen

Ganzer Körper
- windet sich, zappelt, verdreht den Körper
- versteift sich
- zittert
- lehnt sich beim Vorbeigehen in Richtung des Toilettenplatzes
- klettert auf deinen Arm oder Schoß oder steht dort auf
- bewegt sich (rutscht, wackelt, krabbelt oder geht) zum Toilettenplatz

Beine
- tritt oder strampelt (manchmal hektisch) mit einem oder beiden Beinen in der Luft
- drückt mit den Beinen gegen deinen Körper
- bewegt oder hält die Beine in einer besonderen Position

Atem
- Wechsel der Atemfrequenz
- plötzliches tiefes Einatmen
- atmet schwerer und atmet laut aus

Popo
- pupst vor dem Stuhlgang
- besondere Hinternhaltung (Neugeborene)
- klopft auf Windel, Hintern oder Hosen

Arme und Hände
- zeigt auf oder berührt sich selbst, die Mutter, die Toilette, das Töpfchen usw.
- benutzt Zeichensprache

Genitalien
- greift sich in den Schritt oder blickt dort hin
- zeigt auf die, klopft auf die oder zieht an den Genitalien
- Penis/Hodensack zieht sich vor dem Wasserlassen zusammen oder schwillt leicht an
- Penis wackelt vor dem Wasserlassen

Die am leichtesten zu lesenden Zeichen sind die Lautäußerungen. Zum Beispiel grunzen Babys oft vor oder während des Stuhlgangs. Säuglinge zeigen auch manchmal die bevorstehende oder vollendete Ausscheidung mit Lauten an, beispielsweise durch Weinen, Schreien, Kreischen, Gurgeln oder Atmen mit einem Seufzen oder Wimmern.

Viele Mütter berichten, dass ihre Babys für das Wasserlassen Signale auf intuitiver Ebene aussenden. Das häufigste davon ist ein Gefühl sich ausbreitender (nasser) Wärme, als wenn ihr Baby sie anpinkeln würde. Ein Paar nennt dies »Chi Pipi« (von dem chinesischen Wort »chi« für Energie), da sie feststellen, dass ihre Kleine einen warmen Energieschub hat, bevor sie pinkelt. Andere riechen Urin, hören das Wort »Pipi« im Geist, träumen, dass ihr Baby mal muss oder fühlen eine volle Blase in ihrem eigenen Körper. Aber in all diesen Situationen stellen sie fest, dass ihre Babys trocken und sauber sind, wenn sie nachsehen! Wenn sie die Babys dann abhalten, antworten diese, indem sie sich erleichtern. Manche Mütter berichten dies auch vom Stuhlgang – ein Gefühl von Wärme oder der Geruch von Babystuhl gehen der eigentlichen Aktion voran. Aber nicht alle Babys kommunizieren auf diese Weise. Einige Familien erzählen, dass ein Kind intuitiv kommunizierte, während ein Geschwisterkind es nicht tat.

Sich auf das Baby einzustellen bedeutet *nicht*, dass du nur noch an die Ausscheidungen des Babys denkst. Es ist mehr ein Gewahrsein ganz hinten in deinem Geist, dass dein Baby immer wieder einmal muss. Es wird zur zweiten Natur auf die Signale zu achten, und dein bewusster Fokus bleibt die meiste Zeit bei anderen Dingen. Es ist ähnlich wie das Stillen nach Bedarf. Du bietest instinktiv die Brust an, wenn du weißt, dass dein Baby trinken möchte. Du beoachtest es nicht bewusst auf Hungerzeichen, und doch weißt du, wann es hungrig ist.

Ein Baby kann anfangen durch Handzeichen zu kommunizieren, bevor es sprechen kann. Im Vergleich zum Lernprozess der gesprochenen Sprache kann Zeichensprache schon früher im Leben gelernt werden, etwa um den 6. bis 8. Monat herum. Wenn du regelmäßig mit deinem Baby ein Handzeichen für die Toilette benutzt, wird es sich dieses Signal früh zu eigen machen. Zuerst mag es schwierig sein, zwischen einem »Toiletten-Winken« in Zeichensprache und einem »Tschüß-Winken« zu unterscheiden, aber eine aufmerksame Mutter lernt schnell den Unterschied.

Schritt 6: Verständnis und Hingabe

Nachdem du die ersten fünf Schritte der Im-Arm-Phase ausprobiert und verstanden hast, ist der nächste Schritt festzustellen, ob du mit dieser Methode fortfahren möchtest oder nicht. Du wirst dich weiterhin verpflichten und ein erhöhtes Maß an Zeit aufwenden müssen, wenn du weiter machst. Von diesem Punkt an wird es notwendig sein, die natürlichen Rhythmen deines Babys wann immer es möglich ist zu beobachten und sich an sie zu halten. Wenn du für einen Großteil des Tages nicht die Gelegenheit hast dein Baby zur Toilette zu bringen, versuche ein Minimum von einer Stunde täglich für diese Methode aufzuwenden, am besten immer zur gleichen Zeit. Sogar wenn du dich nur im Zusammenhang mit einigen Mahlzeiten pro Tag darauf konzentrieren kannst, kann dies Babys Bewusstsein für seine Ausscheidungen wachhalten.

Es kann sein, dass es einige Tage oder sogar ein paar Wochen dauert, bis du in der Lage bist dich mit dem Timing und den Signalen deines Babys abzustimmen. Es ist in Ordnung, wenn du dich ganz entspannt nach und nach

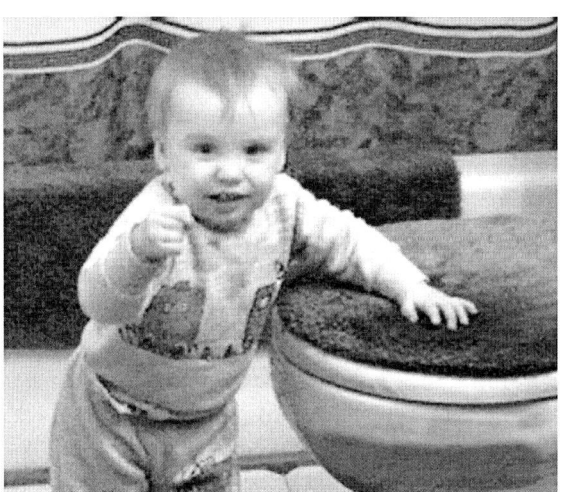

Lois Baas (von Video)

Zachary, mit 10 Monaten »topffit«, macht das Gebärdensprache-Zeichen für Toilette.

näherst. Keine Eile. Es braucht Zeit und Übung. Dein Vertrauen wird mit der Zeit wachsen.

Es ist wichtig, sich immer daran zu erinnern, dass ein Säugling automatisch Wasser lassen wird, wann immer seine Blase voll ist. In keinem Fall sollte darauf mit Zorn reagiert werden, wenn du zu spät kommst, um dein Baby zur Toilette zu bringen, noch solltest du dich schuldig fühlen, dass du nicht rechtzeitig dort warst. Beide – Baby und Betreuer – müssen entspannt sein, wenn man diese natürliche Methode benutzt.

Es ist nichts Kompliziertes oder Mysteriöses an der TopfFit-Methode. Dieses Buch enthält viele Informationen und Tipps. Die Idee dahinter ist, dass du dir das heraussuchst, was dir und Baby hilft und euch ermutigt. *Was immer am besten funktioniert, ist das Beste.* Und deine Herangehensweise wird sich mit der Zeit ändern, während dein Baby wächst und sich verändert.

Erwartungen

Das Ziel von TopfFit ist *nicht*, das Sauberwerden zu beschleunigen. Viele Eltern fangen an und erwarten zu viel. Zu viel zu früh zu erwarten kann zum Aufgeben führen. Das Beste ist es, keine zeitlich begrenzten Erwartungen zu haben. Fristen und Erwartungen bereiten uns geradezu auf Enttäuschungen und Gefühle des Versagens vor, wenn unser Kind nicht unsere Ziele erfüllt. In manchen Situationen führt dies dazu, dass wir Druck auf das Kind und uns selbst ausüben und ist daher kontraproduktiv.

Natürlich müssen bestimmte grundsätzliche Erwartungen da sein, bevor du anfängst, so wie »das Abhalten ist möglich«, aber abgesehen von den offensichtlichen Startvorraussetzungen ist es unrealistisch, irgendetwas zu einer bestimmten Zeit zu erwarten. Zum Beispiel sollte viele Monate lang niemand erwarten, die meisten Ausscheidungen aufzufangen. Genauso kann es passieren, dass Neulinge erst einmal Tage mit nur wenigen oder gar keinen »Treffern« überstehen müssen. Es dauert viele Monate, bis ein Kind vollkommen »topffit« ist – in den meisten Fällen länger als ein Jahr – und auf dem Weg dorthin gibt es viele Belohnungen. Manche Babys begreifen schnell, andere brauchen länger, aber sie alle machen diese Reise in ihrem eigenen Tempo – und das Beste, was du tun kannst, ist für dein Baby da zu sein, wenn es dich braucht und ihm zu helfen, ohne dass du selbst zu sehr überwältigt wirst.

Jedes Kind ist einzigartig. Es gibt keine Möglichkeit zu wissen in welchem Alter ein Kind sauber sein wird oder wann ein Baby beginnen wird, seine Ausscheidungsbedürfnisse bewusst zu signalisieren. Es kann sein, dass es überhaupt keine Signale sendet, bis es beinahe sauber ist, und das mag erst mit 24 Monaten geschehen. Wenn das der Fall ist, kannst du die anderen Werkzeuge nutzen, die in diesem Kapitel besprochen sind: Timing, Muster und Intuition. Es macht keinen Unterschied, wie du die Toilettenzeiten deines Babys herausfindest. Das Wichtigste ist: *Wenn ein Kind keine klaren Signale gibt, könnt ihr dennoch als Team voran schreiten.*

Eltern, die diese Methode benutzen, können leicht in die Falle tappen mit sich selbst zu hart zu sein. Es ist leicht, zu denken, man habe versagt, wenn man einen oder mehrere »Unfälle« hat. Wenn du deine Sichtweise a là »Ist das Glas halb leer oder halb voll?« umkehrst, ist es leichter, deine Anstrengungen wertzuschätzen. Wenn du nur einen oder wenige Pipis am Tag auffängst, sei nicht entmutigt. Die Dinge werden sich schnell wieder ändern. Realistische Erwartungen beinhalten eine Verbesserung der Kommunikation, der Empfänglichkeit, der Hygiene und des Bondings von Anfang an und dazu einen allmählichen Zuwachs an Kontrolle über die Monate.

Pass auf, dass das Abhalten nicht zu viel Platz in eurem Leben einnimmt. Behalte die Balance bei deinen Aktivitäten. Wenn du an einen Punkt kommst, an dem du das Gefühl hast, du tust nichts anderes mehr als dein Baby abzuhalten, bist du in deinen Bemühungen zu verkrampft. Wenn du feststellst, dass du die ganze Zeit über nach Signalen Ausschau hältst oder dass du in jede kleine Bewegung und jede Lautäußerung ein Signal hineinsiehst, übertreibst du es und steuerst geradewegs auf die Erschöpfung zu. Wenn du dir ständig Sorgen darüber machst, wann dein Baby wohl sauber sein wird, verpasst du eine Menge der »Magie« und wirst leicht frustriert. Wenn du aber bei jeder kleinen Ablage im Töpfchen entzückt bist und die Nähe zu deinem Baby genießt, bekommst du sehr viel mehr als nur Töpfchenfortschritt.

Spritzer und Platscher

Viele Säuglinge urinieren oder defäzieren in zwei bis drei unterbrochenen Schüben. Wenn du dir dieses Musters bewusst bist, ist es leicht zu bemerken. Wenn möglich, vermeide das Windeln oder Anziehen, bis dein Baby wirklich fertig ist. Wenn die Pause zwischen den Spritzern lang ist und das Baby ungeduldig wird, mach eine kurze Pause und bring es dann rechtzeitig zurück zum Waschbecken oder Töpfchen. Wenn es Durchfall hat, erkältet ist oder unter irgend etwas anderem leidet, dann erwarte bis zur Genesung nicht, all die Spritzer und Platscher aufzufangen.

Windeln können das Spritzer-und-Platscher-Phänomen noch verstärken. Dies ist besonders verblüffend für Mütter, die viele Windeln benutzen. Es ist nicht ungewöhnlich, dass ein Baby ein bisschen ausscheidet und dann zurückhält, wenn es das Exkrement auf seiner Haut spürt. Die Mutter wechselt pflichtbewusst die Windel und findet bald darauf wieder Ausscheidungen in der sauberen Windel. Sie legt das Baby wieder trocken und bemerkt gleich darauf, wie ein kleines Gesicht rot anläuft und sich vertraut verzieht oder hört ein Grunzen und Pupsen und hält bald darauf wieder eine volle Windel in der Hand. Dieser Kreislauf kann sich noch öfter wiederholen. Babys (inklusive Neugeborene), die frei in ein Gefäß ausscheiden dürfen, lernen innerhalb weniger Wochen oder Monate ihren Stuhlgang so zu regulieren, dass sie nur noch ein oder zweimal am Tag müssen, anstatt ständige kleine Häufchen zu machen.

Unfälle

Unfälle sind ein normaler Teil des TopfFit-Lebens. Versuche möglichst alle negativen Gefühle bezüglich verpasster Treffer in eine lässige und entspannte Geisteshaltung umzuwandeln. Weise niemandem die Schuld zu (auch nicht dir selbst) und vermeide das Gefühl ein Versager zu sein, wenn du abgelenkt bist und einige Signale verpasst. Denk daran, dass manche Babys nicht vor jeder Ausscheidung signalisieren und einige sogar die gesamte Säuglingszeit über nicht. Wenn du eine Ausscheidung verpasst, wisch emotionslos auf, mach weiter und warte auf die nächste Gelegenheit zum Abhalten deines Babys. Mach dich mit den verschiedenen Gründen für die Unfälle deines Babys vertraut und nutze dieses Wissen um zukünftige Unfälle zu vermeiden.

Wenn du aufgrund eurer Unfälle gestresst bist (oder andere Familienmitglieder dies sind), finde Möglichkeiten die Spannung abzubauen. Wenn du dich um Teppiche, Möbel oder Kleidung sorgst, finde eine praktische Lösung wie z.B. das Einplanen der Teppichreinigung in die Haushaltskosten, den Schutz der Möbel durch eine Abdeckung, das Tragen bequemer Kleidung oder manchmal die Benutzung einer Windel. Sollte jemand im Haushalt in Bezug auf Babys Ausscheidungen zimperlich sein, mag es hilfreich sein zu wissen, dass Säuglingspipi zum Zeitpunkt des Wasserlassens nahezu steril ist und dass Stuhlgang von voll gestillten Kindern normalerweise harmlos ist, wenn man ihn sofort aufnimmt.

Wenn du anfängst diese Methode regelmäßig zu nutzen, wird es verführerisch sein zu versuchen, Freunde und Verwandte zu beeindrucken, indem du ihnen Live-Demonstrationen deines bewundernswerten und beeindruckenden Babys gibst. Du wirst schnell lernen, dass Angeben absolut und total verboten ist. Dein Baby ist so auf dich und auf seine Topfroutine eingestellt, dass es eine Veränderung oder Störung in der Kommunikation empfinden wird, wenn du plötzlich versuchst, es anderen vorzuführen. Wenn dein Baby aus dem Schlaf aufwacht und Gäste vorfindet, die es beglotzen und bestaunen, während du es zum Pinkeln abhältst, wird es höchstwahrscheinlich so von den starrenden Leuten abgelenkt sein, dass es die Verbindung zu dir und zu seinen Ausscheidungsfunktionen verliert. Kurz gesagt: Grundsätzlich ist es am besten, die Toilettenbesuche privat und entspannt zu halten.

Wenn du weisst, dass dein Baby muss, es aber nicht auf deine Zeichen reagiert und statt dessen pinkelt, wenn du es endlich ablegst, könnte dies einfach an seiner Anatomie liegen. Die Schließmuskeln schnappen automatisch zu, wenn Druck auf ihnen ist. In aufrechter Position ist mehr Druck auf den Schließmuskeln, und wenn du dein Baby ablegst, entspannen sich die Muskeln und lassen den Blaseninhalt hinaus. Versuche das Kleine kurz hinzulegen, um ihm bei der Entspannung dieser Muskeln zu helfen, dann biete ihm eine neue Gelegenheit an sich zu erleichtern.

Andere Gründe für Unfälle – z.B. gesundheitliche oder körperliche Probleme, das Mobilwerden, die Konzentration auf eine Aktivität – sind alle in diesem Buch besprochen. Ebenso gibt es ein Kapitels über Töpfchenpausen und Töpfchenstreiks. Wenn du bezüglich der Unfälle immer noch sehr angespannt bist, nachdem du dieses Buch gelesen hast, versuche dich selbst umzukonditionieren: Lächle beim Aufwischen der nassen Flecken vom Boden, bis es für dich eine automatische Reaktion wird.

Veränderungen im Timing

Manchmal fluktuieren die Ausscheidungszeiten eines Babys. Das kann folgende Gründe haben: Krankheit, eine Veränderung in der Ernährung, eine emotional ungewohnte Situation (Ankunft eines neuen Babys, Aufregung zu Hause etc.), eine Veränderung der Routine (Umzug, Beherbergung von Gästen, Schlafen an einem anderen Ort etc.), Entwicklungsmeilensteine oder wesentliche Veränderungen im Leben. Sei nicht entmutigt. Sobald Babys Situation sich wieder normalisiert hat, wird sich wahrscheinlich wieder ein regelmäßiger oder erkennbarer Rhythmus einstellen. Die einzigen Zeiten, zu denen dies nicht geschieht, sind, wenn Baby aus alten Mustern herauswächst und neue annimmt. Das wird natürlich während der Säuglings- und Kleinkindzeit ab und an geschehen. Wenn das passiert, stell dich auf dein Kleines ein, achte auf Zeichen, beobachte und pass dich an die neuen Rhythmen an.

Wenn du schwierige Tage durchlebst, ist der beste Weg, das zu durchbrechen, ruhig und gesammelt zu bleiben – lass es nicht an dich herankommen. Wenn du dich frustriert, ärgerlich oder schuldig fühlst, übertreibst du es vermutlich. Es kann sein, dass du ein Plateau erreichst und dich für eine Weile wie »stecken geblieben« fühlst. *Die TopfFit-Methode ist keine exakte Wissenschaft.* Wir Erwachsenen tendieren dazu, dass wir von den Dingen erwarten, sich logisch und ununterbrochen weiter zu entwickeln, aber TopfFit bewegt sich eher als subtiles Auf und Nieder, während sich die Gezeiten langsam aber sicher in ihrem eigenen unvorhersehbaren Tempo verändern. TopfFit benötigt viel Herumprobieren und verbessert sich mit zunehmender Erfahrung und Übung. Wenn du es mit mehr als einem Kind versuchst, wirst du beim nächsten schon sicherer sein.

Draußen ohne Windeln

Einige Mütter wagen es aus Angst vor peinlichen Unfällen nicht, ihre Babys windellos mit nach draußen zu nehmen. Windellos auszugehen hängt von den persönlichen Vorlieben und davon ab, was am besten funktioniert. Wenn du ausgehen möchtest und Baby lange nicht ausgeschieden hat, setze es vor dem Weggehen auf den Topf. Biete ihm zu logischen Zeiten Ausscheidungsmöglichkeiten an, wenn ihr draußen seid. Entwirf einen Plan, wie du Toilettenplätze finden kannst, sei es draußen oder in öffentlichen Einrichtungen. Nimm deine bevorzugte Ausstattung mit – ein Töpfchen oder einen Sitzverkleinerer oder etwas anderes. Einige Mütter nehmen auch einfach eine Windel mit und halten ihr Baby zu Toilettenzeiten über die Windel. Such dir aus, was immer am besten in Auto, Flugzeug, Zug oder Bus funktioniert. Wenn du spazieren gehst oder Fahrrad fährst, mach dich vertraut mit der Umgebung, so dass du schnell einen geeigneten Platz finden kannst. In Läden oder Restaurants kannst du dein Baby auf dem Wickeltisch auf sein Töpfchen setzen oder den Sitzverkleinerer mitnehmen, um ihn auf der Erwachsenentoilette zu nutzen. Eure Töpfchenroutine wird bald in Fleisch und Blut übergehen und nicht viel strategische Planung benötigen.

Viele Mütter finden, dass sie aufmerksamer und mehr auf ihr Baby eingestellt sind, wenn sie ausgehen und nicht die üblichen Haushaltsablenkungen haben – besonders, wenn sie das Baby in einem Tragetuch oder Tragesack haben. Auf der anderen Seite gibt es Mütter und Babys, die draußen zeitweilig die Verbindung zu der Wahrnehmung der Ausscheidungen verlieren, weil sie sich mehr mit der Umgebung beschäftigen. Wenn dies für euch zutrifft, ziehst du es vielleicht vor, draußen Windeln zu benutzen, bis du dich sicherer und mehr auf dein Baby eingestellt fühlst.

Wenn du ein Tragetuch benutzt und windellos ausgehen möchtest und gern eine zusätzliche Sicherheit hättest, lege eine Windel oder ein weiches Tuch unter dein Baby in das Tragetuch. Egal, wie du das Baby transportierst: Es ist in Ordnung, wenn es Trainingshöschen oder eine Windel mit oder ohne wasserfeste Überhose trägt. Das Wichtige ist, dass du entspannt bist und dich nicht um bevorstehende Unfälle sorgst, und bei all dem offen für Ausscheidungskommunikation deines Kindes bleibst.

Kleidung für den Erfolg

Benutze Kleidung, die sich leicht und schnell entfernen lässt. Erwarte Unfälle und Verschmutzungen mit jedweder Art von Kleidung. Die Art, wie du dein Baby kleidest, ist eine Frage der persönlichen Vorlieben und des Lebensstils und kann von nackt bis »unten ohne«, von Trainingshosen bis zu Windeln, von Strampler oder Kleid bis zu Leggings und Hosen mit elastischen Bündchen reichen. Um Geld zu sparen, denk über den Besuch von Flohmärkten und Second-Hand-Läden nach.

Klima und Jahreszeit sind Faktoren, die beachtet werden müssen. Obwohl TopfFit in wärmerem Klima leichter durchzuführen ist, wird es rund um die Welt in allen Klimazonen genutzt, einschließlich der kältesten Regionen der Erde. Finde Möglichkeiten, die Methode abzuwandeln und an dein örtliches Wetter anzupassen. In kaltem Klima sind wollene Strickhosen mit einem elastischen Bündchen (und für noch nicht krabbelnde Babys mit Füßchen) warm sowie schnell und leicht auszuziehen. Spezialisierte TopfFit-Kleidung, die klein genug ist um Babys unter zwei Jahren zu passen, ist mittlerweile online erhältlich, beispielsweise auf Webseiten wie:

- www.babygerecht.de (Stoffwindeln, »Windelmatz Trainer« – spezielle kleine Trainingshosen, kleine »Asia-Töpfchen«)
- www.mokoshop.eu (Stoffwindeln, Trainingshosen, chinesische Hosen mit offenem Schritt und mehr)
- www.wonderbabydesigns.com (maßgeschneiderte »Poquito Pants«, kleine Trainingshosen), englischsprachig

Besuche www.topffit.de oder nutze eine Suchmaschine, um die neuesten Links für TopfFit-Kleidung und Stoffwindeln zu finden, oder um andere Seiten zu diesem Thema zu finden.

Der englischsprachige Webring mit den neuesten Links kann unter der Internet-Adresse www.timl.com/ipt erreicht werden.

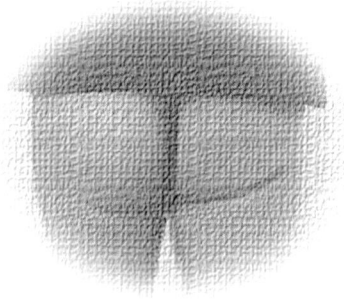

Die Töpfchenphase

Die Töpfchenphase beginnt, wenn dein Baby bequem auf Töpfchen oder Toilette sitzen kann – zuerst mit ein wenig »liebender, lebender Unterstützung«, dann später allein – und setzt sich fort, bis der Lernprozess abgeschlossen ist. Dieses Kapitel behandelt beides:

- *unsichere Sitzer:* betrifft Babys, die noch nicht allein sitzen können und daher etwas körperliche Unterstützung brauchen, um sie auf Töpfchen oder Toilette zu stabilisieren
- *sichere Sitzer*

Unsichere Sitzer

Viele Eltern fangen mit dem Töpfchen an, bevor ihr Baby gut allein sitzen kann. Da Töpfchen normalerweise eher für Kleinkinder als für Säuglinge entworfen sind, kann es sein, dass kleine Babys zuerst Unterstützung brauchen, wenn sie auf dem Töpfchen sitzen. Die kuscheligste und sicherste Möglichkeit dafür ist, das Baby mit den Händen oder Armen zu unterstützen und gegen deinen Oberkörper zu lehnen. So wird es stabil und sicher gehalten und gleichzeitig verhindert, dass es in den Topf oder vom Topf herunter fällt. Auch werden Erinnerungen an die Im-Arm-Phase geweckt. Diese Haltung wird dir auch ermöglichen dich auf dein Baby zu konzentrieren und den Moment zu bemerken, an dem es seine Ausscheidung macht.

Es ist nicht leicht, ein Töpfchen zu finden, das einem kleinen Babyhintern passt, denn die meisten Töpfchen sind für größere Popos entworfen. Zwei in Deutschland erhältliche Marken mit Modellen, die klein genug für Säuglinge sind, sind »BabyBjörn« und »Ill rotho«. Wenn du einen Sitzverkleinerer benutzt, gibt es einige Sitze, die so winzigen Hintern passen (z.B. von »BabyBjörn«).

Kleine Kinder, die auf einer großen Toilette sitzen – auch wenn es mit einem Sitzverkleinerer ist – brauchen ständige Überwachung und Gesellschaft. Wenn man sie allein lässt, könnten sie hinunter oder in die Toilette hinein fallen. Die meisten kleinen Kinder brauchen Hilfe beim Heruntersteigen, wenn sie fertig sind. Ein Hocker kann in dieser Beziehung hilfreich sein und bietet gleichzeitig

Unterstützung für die Füßchen, wenn Baby auf der Toilette sitzt. Kinder, denen die Toilette nicht vertraut ist, könnten zunächst befürchten, weggespült zu werden. Andere haben Angst vor dem Spülgeräusch, wenn sie auf der Toilette sitzen. Wieder andere stellen sich vor, dass Monster oder andere komische Kreaturen in der Toilette wohnen und sie sozusagen von hinten angreifen, bis sie sich an die Erwachsenentoilette gewöhnt haben.

Auf der anderen Seite genießen es viele Kinder, den Schritt auf die große Toilette zu tun, die alle anderen im Haus benutzen. Diese Kinder sind normalerweise glücklich damit, einen abnehmbaren Sitzverkleinerer zu nutzen und mögen es, selbst zu spülen. Alternativ lässt sich die große Klobrille, besonders bei kleinen Kindern, nutzen, indem die Mutter auf der Brille sitzt und das Baby im Schoß hält und so »ausrichtet«, dass die Ausscheidungen in die Toilette wandern. Auf diese Weise sitzt das Baby sicher und komfortabel auf der großen Toilette und hat Mama als warmes Kissen. Eine Variante davon ist, dass Mama und Baby mit Blick auf den Spülkasten sitzen, wobei Baby bequem auf den Beinen seiner Mutter zwischen Mutter und Spülkasten sitzt. Manche Babys fühlen sich sicherer, wenn sie den Spülkasten anschauen und nicht den freien Raum vor der Toilette. Außerdem können sie ein Spielzeug oder Buch auf den Spülkasten legen. Wie schon früher besprochen, ist eine andere Option, dass der Betreuer das Baby abhält, während er/sie vor der Toilette hockt oder über der Toilette steht.

Babys gehen normalerweise leicht von der Im-Arm-Phase zu Töpfchen oder Toilette über. Dieselbe grundsätzliche Methode, die du während der Im-Arm-Phase benutzt hast, funktioniert am Anfang der Töpfchenphase. Die einzigen Veränderungen mögen sein: a) eine anderes Gefäß, b) eine andere Position – sitzend und nicht mehr hockend abgehalten und c) möglicherweise ein anderer Ort, an dem das Gefäß benutzt wird.

Mach die Töpfchenzeit so leicht und einfach wie möglich. Vermeide Kleidung, die den Prozess verlangsamen würde. Knöpfe, Schnallen, Reißverschlüsse und sehr enge Kleidung können Verzögerungen und damit vorhersehbare Unfälle verursachen. Der Grundgedanke ist, dass Baby auf die Toilette gehen kann, sobald du weißt, dass es muss oder sobald es dir signalisiert.

Finde schnelle und leichte Möglichkeiten, die Toilette hygienisch zu halten. Lass ein kleines Kind zur Toilettenzeit nie allein, da es beschließen könnte, seine Exkremente zu untersuchen, während du nicht hinschaust.

Wenn dein Baby sich mehr und mehr seiner Umwelt bewusst wird und immer besser in der Lage ist seine Umgebung zu erkunden, kann es manchmal schwierig sein, es zur Toilette zu bringen. Es kann auch sein, dass es vergisst zu signalisieren, wenn es muss – eine Situation, die bei den meisten Methoden des Sauberwerdens aufkommt. Die Lösung ist in Verbindung zu bleiben, zu kommunizieren, Baby zur entsprechenden Zeit zum Töpfchen zu bringen und sicherzustellen, dass es sich wohl fühlt und entspannt ist. Nutze lustige und kreative Möglichkeiten, es lange genug in Sitzstellung zu halten, während du die Balance hältst zwischen:

- Halte dein Baby auf dem Töpfchen glücklich und beschäftigt.
- Mach keine unvernünftigen, lächerlichen Zugeständnisse oder Bestechungsversuche, um dein Baby auf der Toilette oder dem Töpfchen zu halten.
- Lass es nicht zu lange auf dem Töpfchen oder der Toilette ausharren.

Da jedes Eltern-Baby-Gespann individuell unterschiedliche Bedürfnisse hat, ist es umso besser, je umsichtiger und kreativer du bist. Zum Beispiel kann es sein, dass du dein Baby während des Übergangs zu dieser Phase auf dem Töpfchen stillen möchtest, genau wie du es während der Im-Arm-Phase getan hast.

Sitzt Baby bequem?

Das Sitzen auf dem Töpfchen sollte so bequem wie möglich sein. Schätze eure Gesamtsituation ein und verbessere alles, was Babys Behaglichkeit und Zufriedenheit erhöhen wird. Wenn du z.B. in einem kalten Klima lebst, ist der Topf oder Toilettensitz, der das Baby erwartet, mit großer Wahrscheinlichkeit kalt. Babys mögen es nicht, wenn man sie auf einen kalten Sitz plumpsen lässt. Dies kann sie dazu bringen, die Toilettenzeit zu verabscheuen und zu rebellieren. Bewahre das Töpfchen oder den Sitzverkleinerer in der Nähe einer Wärmequelle auf oder stelle anderweitig sicher, dass das Töpfchen auf Körpertemperatur oder etwas wärmer ist. Andere Möglichkeiten sind, eine Wärmflasche, ein Heizkissen, eine Heizdecke, eine Moltonwindel oder anderen weichen Stoff auf das Töpfchen zu legen. Du kannst den Topf auch mit deinem Oberschenkel aufwärmen, deine Hand zwischen Baby und dem kalten Sitz halten oder Baby über dem Sitz abhalten.

Für die meisten ist das Töpfchensitzen bequem und entspannend. Es ist mit Sicherheit leichter für ein Baby, in ein Töpfchen oder ein anderes Gefäß zu machen als in eine Windel an seinem Hintern. Auch Ausscheidungen, während es auf dem Rücken oder auf dem Bauch liegt, sind sicherlich schwieriger. Außerdem berichten Mütter, dass die TopFit-Methode Verstopfung und Verdauungsprobleme erleichtert.

Offene Türen im Haus helfen Kindern Töpfchenbesuchen entspannt gegenüber zu stehen. Vertrautheit mit der Toilettenbenutzung anderer mit Hilfe von Live-Demonstrationen auf der großen Toilette – Papa für Jungs, Mama für Mädchen und Geschwister für Geschwister – schafft ein gewisses Wohlbefinden, wenn Kinder an die Toilette herangeführt werden. Es ist natürlich, dass Kinder ältere Familienmitglieder imitieren möchten.

Stabile Sitzer

Wenn Baby stabil allein sitzen kann, brauchst du es nicht mehr körperlich auf Töpfchen oder Toilette zu stützen. Obwohl es unabhängiger von dir wird, sind deine Gegenwart, deine Hingabe und deine liebende Sorge noch immer essentiell.

Wenn dein Baby anfängt, allein zu laufen und mehr Blasen- und Darmkontrolle bekommt, ist einer der letzten Aspekte der Töpfchenphase, dass es lernt die Hose rechtzeitig hinunter zu ziehen und sich auch daran erinnert. Diese Aufgabe (und das Abwischen) kann ziemlich anspruchsvolle Koordination erfordern. Diese Dinge sind oft die letzten Hürden vor dem Erreichen vollkommener Unabhängigkeit auf Toilette/Töpfchen.

Familien, die in warmem Klima, in ländlichen Gegenden oder in der Wildnis leben, lassen ihre Babys oft für einen Teil des Tages oder sogar den ganzen Tag über »unten ohne« oder nackt. Sie finden, dass dies den Lernprozess vereinfacht und beschleunigt. Ein Grund ist, dass es die Probleme eliminiert, die durch Verschlüsse und das Hoch- und Runterziehen der Hose entstehen. Die TopFit-Methode zu nutzen, bedeutet nicht, dass dein Baby nackt herum laufen muss. Wenn du entscheidest es »unten ohne« zu lassen, ist das in Ordnung, aber es ist keine Bedingung für das Sauberbleiben.

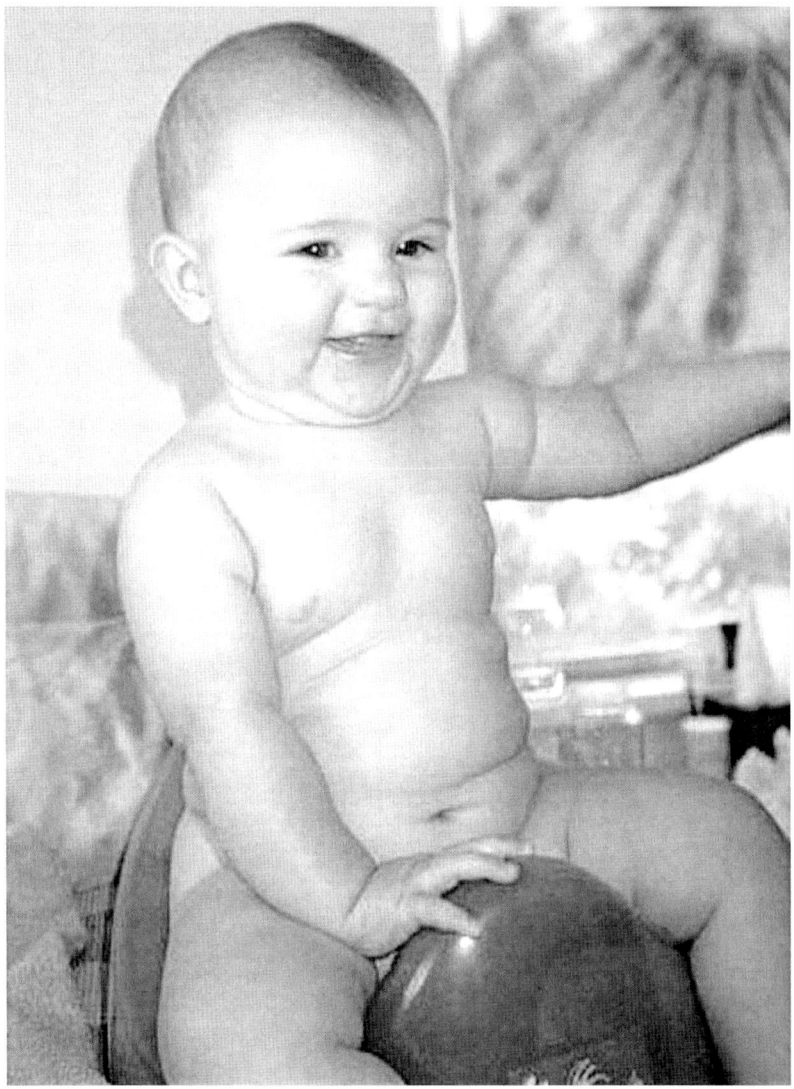

Kevin Roberts

Die 5 Monate alte Elsa genießt ihr fast freies Sitzen auf dem Töpfchen auf dem Familienbett, während sie die Hand ihrer Mutter hält. Die eingebaute Rückenstütze an ihrem Töpfchen half sie zu stützen, bevor sie sitzen konnte.

Die Wahl eines Töpfchens

Ein Töpfchen sollte die richtigen Abmessungen haben, um zu Babys Anatomie zu passen. Behalte die folgenden Punkte im Kopf, wenn du deine Auswahl triffst:

- Höhe
- Sitzdurchmesser
- Sitzform
- Stabilität
- Tragbarkeit
- Transparenz

Die meisten Töpfchen sind für Kinder entworfen, die größer und älter sind als dein Baby. Seine Füße sollten gut auf dem Boden aufliegen. Dies gibt ihm mehr Wohlbefinden, Stütze, Sicherheit und extra »Presskraft«. Wenn seine Füße nicht den Boden berühren und die Beine gerade ausgestreckt sind, kann diese Position unter Umständen den Kreislauf in seinen Beinen und Füßen reduzieren oder abschneiden, was Unwohlsein und andere Probleme verursacht. Das Gewicht der baumelnden Füße und Beine kann seine Rektalmuskeln zum Anspannen bringen, den Stuhlgang erschweren und sogar zu Verstopfung führen. Dein Baby sollte sich direkt auf den Topf setzen können, ohne eine Trittstufe zu benutzen und ohne darauf klettern zu müssen.

Der Sitz sollte einen kleinen Durchmesser haben. Idealerweise sollte dein Kind die ganze Zeit bequem mit geradem Rücken sitzen können. Stelle sicher, dass sein Hintern nicht in den Topf rutscht, da dies nicht gut für die Wirbelsäule ist und unhygienisch sein kann. Kleinere Babys werden von ihren Betreuern gestützt und gehalten werden müssen.

Jungen brauchen Töpfchen mit einem leicht hochgezogenen Rand vorn. Wenn sie im Sitzen pinkeln, werden sie ohne Schutz in unerwartete Richtungen spritzen. Der Rand lenkt das Pipi in das Töpfchen. Wenn du in eine Situation kommst, in der kein Töpfchen mit Rand erreichbar ist, kannst du oder dein Kind selbst es in die richtige Richtung »zielen« lassen.

Zunächst wirst du dein Baby wahrscheinlich auf dem Töpfchen stützen, doch wenn es unabhängiger wird, wird es anfangen seinen Weg zum Töpfchen allein zu finden. Wähle ein Töpfchen, das nicht zu leicht umfällt, wenn dein Kind sich windet. Das »BabyBjörn® Herzförmiges Töpfchen« zum Beispiel ist dafür ideal, da die Unterkanten weit genug nach draußen gezogen sind, so dass Babys Füße das Töpfchen in Position halten. Ein zusätzlicher Vorteil ist, dass das Töpfchen nicht an Babys Hintern kleben bleiben, umfallen und verschüttet werden kann, wenn das Baby aufsteht.

Ein kleines, tragbares Töpfchen ist sehr nützlich, da du es mitnehmen kannst, wo immer du hingehst. Wenn das Töpfchen deiner Wahl nicht tragbar ist und du auf Reisen gehen musst oder für eine Weile außer Haus bist, nimm einen Toilettensitzverkleinerer mit oder irgendein Gefäß, das den Zweck erfüllt.

Ein transparenter oder halbtransparenter Topf ist nützlich, weil du sofort weißt, wenn dein Kind sich erleichtert und ihm eine unmittelbare Rückmeldung geben kannst, indem du es lobst, während es macht (oder gleich danach). Dann kann das Kind vom Töpfchen aufstehen, sobald es fertig ist. Diese Art positiver Verstärkung ermutigt es, das Töpfchen regelmäßig zu nutzen. Wenn dein Baby Durchfall hat, wirst du wissen, dass es nicht sofort aufstehen kann und kannst ihm Geschichten erzählen oder vorlesen, Spiele spielen oder es anderweitig unterhalten, bis es fertig mit seinem Geschäft ist.

Wenn du kein transparentes Töpfchen finden kannst, ist eine andere Möglichkeit für eine direkte Rückmeldung das Fühlen des Töpfchenbodens. Er wird seine Temperatur verändern, wenn dein Baby macht – so lange du nicht in einem sehr warmen Klima bist oder der Topfboden zu dick ist, als dass man die Wärme fühlen kann.

Töpfchenpausen und Töpfchenstreiks

Manche Babys machen eine Töpfchenpause oder gehen in Töpfchenstreik. Der Grund für Rückschläge beim TopfFit sind normalerweise entwicklungsbedingt oder emotional. Dein Baby kann abgelenkt oder mit intensivem Lernen beschäftigt sein, sich unbehaglich fühlen, aufgeregt sein oder unter Druck fühlen (in diesen Belangen ähnelt ein Töpfchenstreik einem Stillstreik). Genauer gesagt, die Gründe schließen die Entwicklungsmeilensteine ebenso ein wie Probleme mit der Gesundheit, der Familie, dem körperlichem Wohlbefinden, der täglichen Routine oder dem Stillen. Eine Töpfchenpause ist ein temporärer Ausstieg aus dem Töpfchenlernen, während das Baby eine andere Aufgabe bearbeitet. Es ist keine bewusste Sache, die ein Kind macht um unartig zu sein oder dich zu manipulieren, während ein Töpfchenstreik ein Mittel sein kann, sich bewusst zur Wehr zu setzen gegen irgendetwas, das dein Kleines ärgert. Streiks können einen Tag oder länger dauern, sogar bis zu einer Reihe von Monaten, während Pausen normalerweise weniger intensiv sind. In beiden Fällen obliegt es dir, zu erkunden, was dein Baby aufregt oder ablenkt.

Typisches Verhalten für Töpfchenpausen und Töpfchenstreiks ist unter anderem: Rücken durchbiegen und Beine strecken, weinen, schreien, anhalten oder sich weigern, auf dem Töpfchen zu sitzen. Merke, dass dieselben Verhaltensweisen zeitweise aus anderen Gründen als aus einem Streik auftauchen können, wie zum Beispiel, wenn du die Signale deines Babys missdeutest oder bei falschem Timing. In diesen Fällen lässt dein Baby dich einfach wissen, dass es nicht aufs Töpfchen muss. Und pass auf, dass du nicht Unfälle mit einem Töpfchenstreik gleichsetzt – alle Babys haben viele Unfälle während des Toilettenlernens.

Die Hauptgründe für Töpfchenpausen sind:
* physisches Unwohlsein aufgrund von Zahnung, Krankheit, Durchfall oder Blähungen
* Entwicklungsmeilensteine (krabbeln, laufen, sprechen lernen oder andere wichtige Fähigkeiten)
* Stimmungsgründe wie der Protest gegen unerwünschte Unterbrechung einer Aktivität, eine Änderung im Zeitplan oder plötzlich weniger Aufmerksamkeit bekommen

Wenn dein Baby sich nicht gut fühlt, kann es sein, dass es aufhört zu signalisieren oder nicht mehr auf deine Zeichen antwortet – so lange, bis es sich von seinen körperlichen Beschwerden erholt hat. Auf eine andere Art betrachtet, kann TopfFit dir also auch helfen etwas über die anderen Bedürfnisse deines Babys herauszufinden. Wenn es sich mehrmals am Tag weigert, auf dein Zeichen hin zu machen, könnte dies ein Hinweis darauf sein, dass etwas nicht stimmt und du kannst nach Wegen suchen dein Kleines zu trösten.

Durchfall, eine gewöhnliche Erkältung und andere Krankheiten können beim TopfFit »verheerenden Schaden« anrichten. Zahnen ist eine weitere Sache, die dein Baby vom Kurs abbringen und es dazu bringen kann, sich für eine Weile zu verschließen. Beim Zahnen gibt es noch die zusätzliche Komplikation, dass es Tage dauern kann, bis du überhaupt merkst, dass Baby zahnt – und dass Baby über viele Monate hinweg eine Menge Zähne bekommt. Wenn dein Kind sich nicht gut fühlt, kann es besonders viel Mitgefühl und Verständnis brauchen und wird wahrscheinlich für eine Weile das Interesse am Töpfchen verlieren. Sei seinen Bedürfnissen gegenüber sensibel. Sieh seine Weigerung nicht als Rebellion oder Trotz an. Wenn du Macht oder Strafen einsetzt, wird der Schuss nach hinten losgehen, und du könntest die Situation dadurch verlängern.

Entwicklungsmeilensteine aus einer Reihe von Gründen die Töpfchenroutine für eine Weile stören. Grundsätzlich kann man sagen, wenn sich die Mobilität erhöht, erhöht sich auch die Zahl der Unfälle. Anders gesagt, wenn sich die Mobilität erhöht, verringert sich die Blasenkontrolle eine Zeit lang. Das ist vollkommen normal und zu erwarten. Einige Aktivitäten drücken auf die Blase, und dieser Druck kann Baby dazu bringen, unerwartet zu pinkeln. Zum Beispiel tendieren Babys dazu, ohne Warnung zu pinkeln, wenn sie auf dem Bauch herum rutschen und versuchen zu kriechen oder zu krabbeln. Wenn dein Baby stehen und laufen lernt, ziehen sich neue Muskelgruppen im Rücken und in der Bauchregion zusammen und üben wiederum Druck auf die Blase aus.

Mit der Mobilität kommen Freiheit und Unabhängigkeit. Babys sind fasziniert von ihrer Umgebung, und manche sind so verliebt in all ihre neuen Entdeckungen, dass sie für Wochen oder Monate das Interesse am Töpfchen verlieren. In dieser Situation bietest du am besten einfach weiterhin in Zeiten, in denen es dein Kleines nicht aufregt, Töpfchen-Gelegenheiten an. Wenn das Leben zu stressbeladen wird, schadet es nicht, eine Weile lang wieder Windeln zu benutzen, bis das Interesse am Töpfchen zurückkehrt.

Die Benutzung und die Kraft des Wortes »Nein« kennenzulernen ist ein weiterer Meilenstein, der eine Zeit lang ablenken kann. Kinder scheinen besonders fasziniert von ihrer eigenen Kraft zu sein, wenn sie anfangen »nein« zu signalisieren oder das Wort »nein« zu sagen. Sie mögen es, mit den Konsequenzen zu experimentieren. Manchmal ist es möglich, den Unterschied zwischen einem negativen Nein und einem bestätigenden Nein zu lernen, aber denk daran, dass sich die Bedeutung mit der Zeit ändern kann. Wenn es nötig ist, reduziere die Pipigelegenheiten und lege eine Pause im Abhalten ein, bis dein Kind wieder aufnahmebereiter ist.

Wenn dein Baby in einer »Ich-bin-damit-beschäftigt-etwas-anderes-zu-lernen«-Phase steckt, ist seine Gehirnleistung zeitweilig abgelenkt. In so einer Zeit haben Kinder besseres zu tun als sich um das Töpfchen zu kümmern. Wenn du ihren »Raum« und ihren Entschluss nicht respektierst, können sie in dem Versuch, dich für eine Weile zum Rückzug zu bewegen, ablehnend werden. In anderen Worten: Erwachsene können der Katalysator sein, der eine Töpfchenpause in einen Töpfchenstreik umwandelt.

Es gibt viele andere Dinge, die eine Töpfchenpause verursachen bzw. zu einem Streik führen können. Reisen, Umziehen, Übernachtungsgäste, Scheidung, Streit/Spannungen im Haushalt, Ankunft eines neues Babys in der Familie, Anpassung an einen neuen Babysitter, Auszug aus dem Familienbett in ein eigenes Bett/Zimmer, Unbehaglichkeit auf dem (neuen) Topf oder der Toilette, Verstopfung, Harnwegsinfektionen, Ablehnung einer bestimmten Position oder eines bestimmten Ortes, Vorliebe für nur einen Ort (vielleicht im Bad, wo die Erwachsenen auch gehen), signifikante Veränderungen in Haustemperatur oder Lärmpegel, Bauarbeiten im Haus, weniger Aufmerksamkeit (zum Beispiel um Weihnachten, wenn du viel Zeit für Einkaufen, Kochen und Gäste aufbringst) – all das und mehr kann Toilettenärger auslösen.

Streiks können aus den gleichen Gründen wie Pausen anfangen, aber sie manifestieren sich anders, da das Baby beim Streik eine SOS-Botschaft der Unzufriedenheit oder Missbilligung aussendet und auf eine Lösung wartet. Wenn du emotional schwierige Zeiten durchmachst, wird dein Baby das spüren und anfangen zu streiken – Pipistreik, Käckerstreik oder beides. Es kann sein, dass du warten musst, bis du deine eigenen Probleme im Griff hast, bevor du mit dem Töpfchen weitermachen kannst. Auf der anderen Seite kann die Lösung eines Streiks so einfach sein, wenn du einmal herausgefunden hast, worum es geht. Zum Beispiel kann es sein, dass du mit dem Ziel der Töpfchenperfektion zu viele Pipigelegenheiten anbietest. Wenn dies zutrifft, sprich mir nach: »Reduzieren und entspannen!«

Während einer Töpfchenpause oder eines Töpfchenstreiks kann man leicht fälschlicherweise annehmen, dass das Baby alles über das Toilettenthema vergessen hat, was es einmal konnte. Dies ist nicht der Fall. Dein Baby ist einfach mit den Gedanken woanders und zu sehr damit beschäftigt, andere Dinge zu tun – daher das Wort »Töpfchenpause«. Das Beste, das du in der Zeit tun kannst, ist einen Tag oder länger zu pausieren oder die Töpfchenbesuche zu reduzieren und sie nur ab und an zu strategisch günstigen Zeiten zu machen.

Töpfchenpausen und Töpfchenstreiks sind nicht ungewöhnlich und sollten dich nicht entmutigen. Wenn du nach einem ernsthaften Versuch keinen Grund finden kannst, mach dir keine Sorgen. Babys tendieren dazu, als Teil ihrer normalen Entwicklung Fortschritte und Rückschritte zu machen – drei Schritte nach vorn, ein oder zwei Schritte zurück. Sei geduldig, während du darauf wartest, dass die Synergie zwischen euch zurückkehrt.

Definition von »sauber«

Eine der meistgestellten fragen über TopfFit ist: »In welchem Alter wird mein Kind sauber sein?«

In gewisser Hinsicht betrachten Menschen hierzulande ein Kind nicht als sauber, bis es ohne Erinnerungen alle Toilettenfunktionen selbstständig ausführen kann. Das passiert, wenn ein Kind weiß und sich daran erinnern kann, wo es das Töpfchen oder das Badezimmer findet, seine Hosen ohne Hilfe runterziehen, den Job erledigen, sich abwischen, vom Töpfchen aufstehen und die Hosen wieder hochziehen kann und tagsüber und nachts trocken ist. In diesem Lichte betrachtet, würde ein Kind nicht als 100% sauber betrachtet, bis seine Koordination ausgereift genug ist, dass es keine Hilfe mehr beim Auffinden des Töpfchens, beim Abwischen und beim Anziehen braucht.

In einem anderen Sinn kann man ein Kind in einem viel jüngeren Alter als sauber betrachten, solange man es rechtzeitig zur Toilette bringt und die offensichtliche Hilfestellung anbietet. Die Basis dafür ist, dass das Baby vernünftige Kontrolle über die Schließmuskeln hat und das Konzept versteht, für die Ausscheidungen zu einem Toilettenplatz zu gehen, aber noch Hilfe bzw. Erinnerungen braucht, rechtzeitig dort hin zu gelangen. Während meiner ausführlichen Forschungen zu diesem Thema habe ich viele TopfFit-Mütter gebeten, mir zu sagen, in welchem Alter ihr Kind sauber war. Die häufigste Antwort in den westlichen Ländern war 12 bis 18 Monate für angemessenes Trockensein tagsüber. In Asien und Afrika werden dir die meisten Mütter sagen, dass ihre Kinder mit 6 bis 12 Monaten sauber sind. Diese Aussagen über »Saubersein« lassen zu, dass Baby immer noch teilweise abhängig von jemandem ist, um rechtzeitig zum Toilettenplatz transportiert zu werden.

Die elterlichen und kulturellen Erwartungen müssen auch mit berücksichtigt werden, wenn man das Alter der Toilettenbereitschaft betrachtet. Wie viele Dinge im Leben können elterliche Erwartungen sowohl positive als auch negative Auswirkungen auf das Kind haben, abhängig vom Benehmen der Eltern. Ermutigung und Wunschdenken, in positiver Weise angewendet, können bei einigen körperlichen Fähigkeiten zu früher Entwicklung und Reife führen. Wo körperliche Entwicklung betroffen ist, kannst du nie zu viel erwarten, so lange du dein Baby nicht strafst, wenn es nicht an deine Erwartungen heranreicht. Keine Gefühle der Enttäuschung, bitte!

In einigen Gegenden Afrikas werden bestimmte Aktivitäten von den ersten Lebenswochen an hoch geschätzt, gelobt und ermutigt, Aktivitäten, die im Westen entweder als unwichtig oder als in der frühen Säuglingszeit unmöglich betrachtet werden. Dies sind zum Beispiel Lächeln, Sitzen und Sauberkeitstraining. Im ländlichen Afrika lernen die Babys grundsätzlich, Monate vor den westlichen Babys zu sitzen und zu lächeln. Babys aus verschiedenen asiatischen und afrikanischen Gesellschaften lernen und verfeinern ihre Ausscheidungsfähigkeiten in der frühen Säuglingszeit. Der Punkt ist, dass, wenn ein Verhalten oder eine Fähigkeit kulturell wichtig ist und von den Eltern ermutigt wird, ein Baby wahrscheinlich in diesem Verhalten oder diesen Fähigkeiten frühreif sein wird im Vergleich zu Babys, die kein ähnliches frühes Lernen und Gelegenheit für ausreichendes Üben erfahren.

Wann kann mein Baby windellos sein?

Dafür gibt es keine festgesetzte Zeit. Der beste Zeitpunkt für dein Kleines, windellos zu sein ist eine Frage der Vorlieben und dessen, was im Hinblick auf deine persönliche Situation möglich, praktikabel und wünschenswert ist. Windellos zu sein kann für einige hilfreich oder sogar unabdingbar sein, während es für andere nicht viel Unterschied zu machen scheint. Es gibt auch Mütter, die sich verspannen und nervös werden, wenn ihr Baby die ganze Zeit windellos ist. Sie beobachten die ganze Zeit ihr Baby und tendieren dazu, jedes kleine Geräusch und jede Körperregung als Signal zu deuten. In dieser Situation ist es besser, sich zu entspannen und eine Windel als Sicherheit zu benutzen. Der Punkt ist, dass TopfFit mit oder ohne Windeln funktioniert, und viele Mütter benutzen zwischen den Topfbesuchen Windeln.

Auch die Entscheidung darüber, wann ein Baby in der Lage ist, seine Schließmuskeln genug zu kontrollieren, um windellos zu sein, hängt zu großen Teilen vom Lebensstil der Eltern, der individuellen Physiologie des Babys und dem Stand seines Toilettenlernens ab. Einige Babys pinkeln alle 10 Minuten, während andere es alle drei Stunden tun, immer abhängig von der funktionalen

Blasenkapazität, dem Alter des Säuglings und der Flüssigkeitsaufnahme. Im Alter von 4 Monaten urinieren einige Babys alle zwei bis drei Stunden und andere machen immer noch alle 10 bis 15 Minuten. Mit 6 Monten pinkeln einige Babys 6 Mal am Tag, während andere sich 20 Mal erleichtern. Relativ häufiges Entleeren ist für viele ein normaler Zustand und schließt nicht aus, windellos zu gehen.

Wenn du Angst um deine Teppiche hast, ist eine Lösung, ein relativ großes Stück aus Naturfaser-Restteppich zu kaufen und es über den ständigen Teppich zu legen. Wenn dein Baby Unfälle hat, wirst du dich nicht um deinen normalen Teppich sorgen müssen. Du kannst den Restteppich aufrollen, wann immer es dir beliebt. Wenn er anfängt zu riechen, lass ihn in der Sonne auslüften.

Das Alter für das vollkommene Fallenlassen der Windeln kann beträchtlich variieren. Das Wichtige dabei ist, dass jedes Baby anders ist. Mit einigen kann man leichter arbeiten als mit anderen. Auch sind einige empfänglicher, aufnahmefähiger und offener als andere. Jede Familiensituation ist anders und muss bedacht werden. Da es keine festgelegte Zeitspanne gibt, in der TopfFit abgeschlossen sein muss, gibt es keine Gefühle von Versagen. Diese Methode des Toilettenlernens bietet dir und deinem Baby ein Mittel, als enge liebevolle Einheit zu funktionieren – wie lange auch immer es dauert.

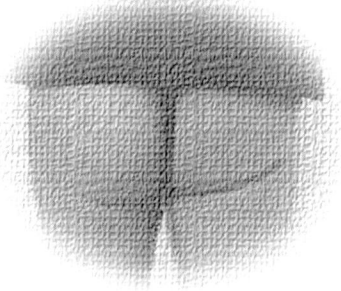

Nachts

Nachts trocken zu werden dauert oft länger als dies tagsüber zu erreichen. Wie schwierig das nächtliche Trockenwerden ist, hängt von Ausscheidungsfrequenz und -mustern deines Babys und von deiner Gründlichkeit und deinen Möglichkeiten, dich auf dein Kleines einzustimmen, ab. Nachts ist das Aufwachen ein zusätzlicher Stressfaktor, und die verschiedenen Aspekte und Konsequenzen sollten abgewägt und bedacht werden. Es ist wichtig, das zu tun, was für das Baby und die ganze Familie am besten erscheint.

Halte das Bettzeug trocken und sauber, auch wenn du es nachts wechseln musst. Dies ermutigt dein Baby trocken zu bleiben. Mache im Falle eines Unfalls ruhig und entspannt sauber, mit so wenig Störung und Aufregung wie möglich.

Viele Babys bleiben die ganze Nacht über trocken, nur um morgens in Bett oder Windel zu pinkeln. Babys müssen grundsätzlich, sobald sie aufwachen, zur Toilette gebracht werden. Denk daran, dass sie oft aufwachen, bevor alle anderen im Haus das tun. Erinnere dich daran, dass du diese erste »Morgenhandlung« an Babys Timing anpassen musst und nicht an deins. Wenn du dein Baby nicht unmittelbar nach dem Aufwachen zum Pinkeln bringst, wird es wahrscheinlich schwierig für das Kind sein, länger als eine bis 5 Minuten zu warten. Das Ergebnis wird ein nasses Bett oder eine nasse Windel sein – nicht, weil das Baby nachts eingenässt hat, sondern, weil sich niemand bemüht hat es abzuhalten, als es morgens aufwachte. Wenn dein Baby größer wird und seine Blase mehr Kapazität bekommt, wird es in der Lage sein, nach dem Aufwachen etwas länger »anzuhalten«. Warte aber nicht zu lange. Sogar die meisten Erwachsenen müssen sich morgens nach dem Aufwachen erleichtern.

Wenn du dein Baby kurz vor dem Schlafengehen pinkeln lässt und es dann morgens direkt nach dem Aufwachen wieder abhältst, sind die Chancen gut, dass es die Nacht über trocken bleibt. Dein Baby kann die ganze Nacht trocken bleiben, weil bestimmte Hormone die Urinproduktion nachts verringern, seine Nieren also im Schlaf weniger Urin produzieren als während der wachen, aktiven Stunden. Wenn du dein Baby vor dem Zubettgehen etwas sehr Flüssigkeitshaltiges essen lässt (z.B. eine Wassermelone), kannst du davon ausgehen,

dass es nachts pinkeln muss. Babys, die nachts stillen oder vor dem Schlafengehen oder nachts viel trinken, müssen wahrscheinlich auch ein- oder mehrmals
pro Nacht, besonders, wenn sie noch sehr klein sind.

Bettnässen ist bei Säuglingen recht verbreitet, und eine Lösung dafür ist,
sie nachts abzuhalten. Woher du weißt, wann dein Baby muss? Viele regen
sich, strampeln, weinen oder wachen anderweitig (teilweise) auf, wenn sie
nachts müssen. Wie die Tagessignale können die Nachtsignale entweder offensichtlich oder subtil sein. Viele Babys werden unruhig im Schlaf. Es kann
sein, dass sie sich hin und her drehen (evtl. mit Geräuschen wie Grunzen),
oder vielleicht drehen sie einfach nur den Kopf von einer Seite auf die andere.
Vielleicht drehen sie sich um oder heben ihr Hinterteil in die Luft in dem
Versuch, den Druck von der Blase zu nehmen. Mütter nehmen oft an, dass
ihre Babys stillen möchten, wenn sie nachts aufwachen und bieten schnell
die Brust an. Aber viele Babys regen sich oder wachen auf, weil sie müssen. Durch Beobachtung wirst du wissen, ob dies bei deinem Baby der Fall
ist. Manche werden hartnäckig unruhig und wecken dich auf und weigern
sich sogar, gestillt zu werden, bevor sie sich erleichtert haben. Andere gleiten
gleich nach der Ausscheidung ohne jegliches Stillen wieder zurück in den
Schlaf. Und natürlich werden viele sich wieder in den Schlaf stillen wollen,
nachdem sie gemacht haben.

Aber was ist, wenn du nachts nicht vorgewarnt bist? Vielleicht wird dein
Baby nicht unruhig und wacht nicht auf, bevor es pinkelt. Vielleicht ist es
Stunden vor dir ins Bett gegangen, und du bist nicht präsent, wenn es sich
regt oder wimmert. Vielleicht wacht es einfach auf und liegt ruhig wartend
da. Oder vielleicht ist es ein tiefer Schläfer und schläft durch so ziemlich alles.
Wenn dein Baby das Bett nass macht und du etwas dagegen tun möchtest,
finde die optimale Zeit heraus, zu der du es nachts für ein »Präventivpipi«
abhalten kannst und schau, ob es für dich macht.

Du kannst dein Baby in ein tragbares Gefäß (Eimer, Töpfchen, Schüssel usw.) machen lassen, das du in der Nähe des Bettes hast oder das Baby
zum Waschbecken, Toilette oder Badewanne bringen. Du kannst es auch
auf eine Windel, eine Baumwollmatte mit einem wasserdichten Rücken oder
etwas anderes pinkeln lassen, was in eurer Situation funktioniert. Ein Neugeborenes kann auf eine Windel, Handtuch usw. gelegt werden, auf deinem
Oberkörper oder im Bett. Nachdem dein Baby sich erleichtert hat, wirf das

nasse Teil einfach in einen Behälter und ersetze es durch ein trockenes. Als Grundregel kann man sagen: Tu, was immer nachts am wenigsten störend ist.

Halte dein Baby warm und angenehm. Dunkelheit oder gedämpftes Licht, Stille oder ruhige Umgebung, sanfte und minimale Bewegungen oder Kleidungswechsel können hilfreich sein. Einige Babys wachen nur halb auf um zu machen, lassen ihre Augen die ganze Zeit über geschlossen und fallen nach dem Pipi in deinen Armen wieder in tiefen Schlaf. Wenn deins gern langsam aufwacht, respektiere diese Tendenz und lass es in seinem eigenen Tempo erwachen. Aber normalerweise ist es nicht nötig, das Baby ganz aufzuwecken oder seinen Schlummer anderweitig zu stören. Wenn es nach dem Pipi wach ist, stille es wieder in den Schlaf. Du wirst bald feststellen, dass ihr beide, du und dein Baby, während der nächtlichen Toilettenroutine im Leichtschlaf bleibt. Tu, was immer euch beide leicht wieder in friedlichen Schlaf fallen lässt.

Einige Babys antworten gut auf Signale mitten in der Nacht, während andere es nicht mögen, bewegt oder geweckt zu werden um zu pinkeln. Das nächtliche Abhalten kann mit Tiefschläfern schwieriger sein, da es wahrscheinlich schwerer ist, ein Pipi auf Zeichen hin heraus zu locken.

Es kann ein paar Nächte dauern, bis man sich an die Nachtroutine gewöhnt hat, und es ist nicht ungewöhnlich, zuerst auf ein wenig Widerstand zu treffen. Eine Mutter entdeckte, dass Kerzenlicht ihr Baby hypnotisiert und entspannt – er starrt auf die Flamme, und heraus kommt das Pipi. Probiere verschiedene Strategien aus, wie beispielsweise das Baby in den Armen zu schaukeln, es über einem Gefäß zu stillen oder es beim Herumlaufen zu stillen. Es kann auch hilfreich sein, Baby einige Minuten lang zu stillen, dann abzuhalten und es dann wieder in den Schlaf zu stillen. Nach einigen Nächten werdet ihr eine Routine entwickeln und euch beide daran gewöhnen, beim nächtlichen Abhalten entspannter zu sein. Und natürlich ändern sich die Dinge mit der Zeit, während dein Kind körperlich reift und neue Gewohnheiten entwickelt.

Einige Eltern finden es leicht, nachts aufzustehen, während andere es extrem schwierig finden. Du wirst bald herausfinden, ob es eine gute Idee für dich und dein Baby ist, nachts abzuhalten oder nicht. Wenn ihr beide es nicht zu aufreibend oder ermüdend findet, fahrt mit dem nächtlichen Abhalten fort. Wenn es dich negativ stimmt oder tagsüber ausgelaugt sein lässt, oder wenn die nächtliche Ruhestörung dich anfällig für Krankheiten werden lässt, ist es besser, weiter zu schlafen. Wenn dein Kleines dagegen protestiert, nachts abgehalten zu werden, kann es einige Nächte lang besser sein, »schlafende Babys nicht zu wecken«, bevor ihr einen neuen Versuch wagt. Wenn es die meiste Zeit über gut geht – mit Ausnahme der Phasen, wenn Babys Muster sich ändern oder wenn es krank ist (es kann dann sein, dass es nachts mehr stillt und pinkelt) – dann mach dir während solcher Phasen keine Gedanken darum, für jedes Pipi aufzustehen. Behalte immer im Kopf, dass TopfFit sich fortwährend verändert. Gerade, wenn du denkst, du hast irgendetwas richtig gut herausgefunden, wird dein Baby zu neuem Timing, neuen Mustern und neuen Entwicklungen übergehen.

Ein wichtiger Faktor in der Nachtgleichung ist die Kleidung. Finde irgendetwas, das schnell und leicht mit so wenig Aufstand wie möglich zu entfernen ist. Ein Schlafanzugoberteil, langärmliges T-shirt oder Sweatshirt können alles sein, was du brauchst. Wenn du windelst, sind (Stoff-)Höschenwindeln exzellent, um das Bett trocken zu halten.

Aber die nächtliche Windelnutzung kann Bettnässen tatsächlich fördern, besonders, wenn ein Kind erst einmal tagsüber vernünftige Kontrolle hat. Dies gilt besonders für Kleinkinder, da es bei der unabhängigen Töpfchen- oder Toilettenbenutzung zeitaufwendiger und komplizierter macht, wenn erst eine Windel entfernt werden muss, und das könnte genug sein, das Kind bei dem Versuch zu entmutigen. Auch die Assoziation mit Windelfreiheit bzw. die Macht der Projektion kann einen positiven Effekt auf das nächtliche Abhalten mit sowohl Säuglingen als auch Kleinkindern haben. Eine Mutter stellte fest, dass ihr kleiner Sohn trocken blieb, wenn er nachts windellos war – aber wann immer sie ihn nachts windelte, nässte er ein. Nachdem sie dieses Muster bemerkt hatte, hörte sie auf, ihm nachts Windeln anzuziehen. Und wir sollten nicht vergessen, wie Wegwerfwindeln das Gefühl von Nässe unterdrücken, das ein Kind andernfalls nachts aufwecken und dazu bringen würde, lieber den Topf oder die Toilette zu benutzen als die Windel.

Windeln können besonders unbequem für Jungen sein. Wenn dein kleiner Junge nachts aus keinem offensichtlichen Grund heraus weint, könnte dies durch Windeln verursacht sein, die Penisbewegungen und Schwellungen während einer nächtlichen Erektion behindern.

Wenn dein Kind erst einmal anfängt zu laufen, benutze ein oder mehrere Nachtlichter, so dass es im Dunkeln sehen kann. Platziere das Töpfchen in der Nähe des Bettes. Fordere dein Kind dazu auf, dich nachts zu wecken, wenn es muss, auch wenn ihr im Familienbett schlaft. Der Gedanke, dich aufwecken zu können, um es aufs Töpfchen zu begleiten, könnte genau die Ermutigung sein, die dein Kind braucht, um nachts aufzustehen.

Wenn ein Elternteil tagsüber mit dem Baby zu Hause bleibt, ist es hilfreich, wenn der andere Elternteil die Aufgabe übernimmt, nachts aufzustehen, wann immer das möglich und vernünftig ist. Einige Väter bringen gern dieses Opfer, während andere sich schlicht weigern, sich dahin gehend zu bemühen. Jede Familie muss ihre Gesamtsituation abwägen, um festzustellen, wer beim nächtlichen Abhalten was – wenn überhaupt irgendwas – tut.

Wenn du möchtest, dass dein Baby nachts windelfrei ist, aber Angst um deine Matratze und dein Bettzeug hast, gibt es eine Reihe von Möglichkeiten, diese zu schützen. Natürliche Wolle ist eine der besten Lösungen, da Wolle widerstandfähig ist, eine Menge Flüssigkeit aufnimmt, bevor sie sich nass anfühlt und ein natürlicher Desodorierer ist. Und es wachsen keine Bakterien oder Pilze auf ihr. Du kannst Baby windellos schlafen lassen, wenn du ein Schaffell (kurzhaarig ist vorzuziehen, um das Risiko des Erstickens zu verringern und auch, weil es leichter zu reinigen ist) oder eine Wollmatte unter ein weiches und natürliches Tuch aus Baumwolle oder Molton legst. Wenn die Wolle nach einigen Tagen anfängt zu riechen, lass sie in der Sonne auslüften. Falls du jemals Schimmel auf der Wolle findest, reinige sie so schnell wie möglich gründlich. Wenn du keine Wolle benutzen möchtest, probiere es baumwollenen Wickeltischunterlagen mit einem aufnahmefähigen Kern und einem wasserdichten Rücken.

Manche Familien kümmern sich nicht darum, ihr Baby nachts abzuhalten. Sie sind der Meinung, dass sie den Prozess nicht verlangsamen, indem sie nachts Pause machen, wenn sie tagsüber die Zeit für das Töpfchen aufbringen. Viele Familien denken, dass ihr Baby dem Bettnässen einfach entwächst.

Wenn du nachts nicht aufstehst und dein Baby länger als ein Jahr in den meisten Nächten pinkelt, könnte es weise sein, die Situation noch einmal neu zu bewerten und die Taktik als Mittel zur Vermeidung langer nächtlicher Enuresis (Bettnässen nach dem Alter von drei Jahren) zu ändern. Enuresis ist eine Ausscheidungsstörung, die über Jahre anhalten kann. Tatsächlich kommt es sogar bei Erwachsenen in den 20ern vor, dass sie noch inkontinent sind. Es gibt eine Anzahl von möglichen Behandlungsmethoden, aber keine funktioniert garantiert. Wenn dein Baby wiederholte Zeichen von Einnässen zeigt, könnte es schon das Opfer wert sein, nachts aufzustehen und das Baby zum Pinkeln zu bringen. Dies ist ein sanfter und natürlicher Weg das Problem zu bekämpfen, bevor es sich zu einer wirklichen Ausscheidungsstörung auswächst.

Nächtliche Rückfälle nachdem dein Baby einen Monat oder länger trocken gewesen ist, können durch emotionale Faktoren ausgelöst werden. »Die Gehirnmuster von Kindern ändern sich, wenn sie übermüdet, gestresst oder deprimiert sind und hindern das schlafende Gehirn daran, Signale von der Blase zu entdecken und aufzuwachen. Man kann davon ausgehen, dass das Problem verschwindet, sobald das Kind wieder auf dem Damm ist... Harnwegsinfekte, Schlafapnoe, Diabetes mellitus und Krampfstörungen können auch plötzliche Anfälle von Bettnässen verursachen. Mache einen Termin bei deinem Kinderarzt, wenn dein Kind nach einem Monat nächtlicher Trockenheit anfängt mit Bettnässen.«[SON 03]

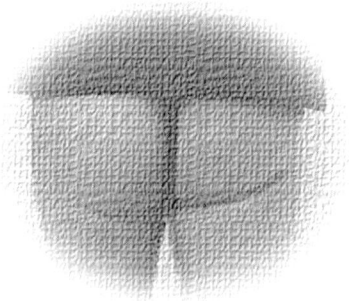

Spätstarter

Dieses Kapitel ist für Eltern, die mit Babys anfangen, die 6 Monate oder älter sind. Wenn man eine leicht veränderte Version dieser sanften Methode nutzt, ist es möglich, später zu beginnen.

Es gibt keinen klaren Stichtag, von dem an die TopfFit-Methode nicht mehr möglich ist. Nachdem Babys das erste günstige Zeitfenster mit 6 Monaten verlassen haben, bleiben einige noch eine noch eine Weile empfänglich. Andere schließen sich und öffnen sich später wieder, aber es gibt keine Möglichkeit zu wissen, wann das sein wird. Und es ist möglich, dass einige Babys in einem konstanten Zustand der Bereitschaft bleiben. Ihr Verhalten wird vielleicht als »stark bedürftig«, »Kolikbaby«, »unruhig« oder anders fehletikettiert. In der Zwischenzeit ist alles, was diese Babys tun können, den Tag abzuwarten, an dem ihre Mutter endlich auf ihre Ausscheidungsbedürfnisse eingeht. Es ist nicht ungewöhnlich zu hören: »Mein Baby hat es innerhalb weniger Tage begriffen!« Vielleicht hätte man das gleiche viele Monate oder sogar einige Jahre vorher sagen können.

Wie man spät anfängt

Wenn dein Baby 6 Monate oder älter ist, wirst du zwei Dinge tun müssen:
  1. Verändere die TopfFit-Methode ein wenig und
  2. nimm ein paar Taktiken traditionellen Sauberkeitstrainings hinzu.

Die meisten Grundprinzipien von TopfFit treffen zu (es mag hilfreich sein, Kapitel 3 bis 5 noch einmal zu lesen), aber du wirst die beste Strategie oder das beste »Rezept« für dein Kind, deine Familie und deine Situation finden, formen und zurecht feilen müssen. Unten findest du eine Liste von Tipps, angefangen mit TopfFit-Techniken, übergehend in einige konventionelle Taktiken, die oft bei Kleinkindern funktionieren. Einige Kinder begreifen es schneller, andere brauchen länger.

Elterliche Einstellung

Sei entspannt, sanft und geduldig. Akzeptiere und genieße das Lerntempo deines Kindes. Vermeide jeglichen Druck, Zorn, Strafen und andere negative Emotionen, Wörter, Betonungen oder Aktionen.

Schritt 1: Die Wahl des eigenen Signals

Führe ein Geräusch oder Wort ein, das du und dein Baby mit der Ausscheidung assoziieren. Das »sssss«-Geräusch ist in vielen Kulturen verbreitet, oder vielleicht ziehst du es vor, einfach »Pipi« zu sagen, wenn dein Kind macht oder wenn du denkst, dass es einmal muss. Wenn dein Baby gerade »mitten im Unfall« ist und du in der Nähe bist, mach das Geräusch, um ihm zu helfen, die Assoziation zwischen der Ausscheidung und dem tatsächlichen »Zeug«, das aus ihm heraus kommt, zu lernen. Du kannst für Pipi und Stuhlgang dasselbe Geräusch benutzen (oder zwei verschiedene).

Schritt 2: Timing und Ausscheidungsmuster

Beobachte Ausscheidungstiming und -muster deines Babys im Verhältnis zu seinen Mahlzeiten und dem Aufwachen, dann biete ihm zu den logischsten und offensichtlichsten Zeiten Gelegenheiten sich zu erleichtern. Zum Beispiel müssen die meisten Babys nach dem Aufwachen am Morgen oder nach einem Schläfchen sofort. Danach kann es sein, dass sie, sagen wir, zwei oder drei Mal alle 30 bis 60 Minuten müssen; dann könnte sich der Abstand auf eine Stunde erhöhen. Andererseits pinkeln manche 6 bis 9 Monate alten Kinder noch eine Weile lang in Intervallen von 15 bis 20 Minuten. Wenn dein Kind Beikost isst, kann es sein, dass es während einer Mahlzeit oder 15 bis 30 Minuten danach muss. Es kann hilfreich sein, sich mit dieser Art von Mustern vertraut zu machen.

Schritt 3: Auswahl eines Ortes bzw. Gefäßes

Wenn dein Baby sehr klein ist, möchtest du vielleicht mit Abhalten anfangen. Aber die meisten Spätstarter sind bereit auf einem Töpfchen oder der Toilette zu sitzen. Wo du das oder die Töpfchen hast, bleibt dir überlassen. Du kannst damit anfangen, das Töpfchen an einem festen Platz zu lassen, obwohl die meisten finden, dass es schnelleres Zugreifen und besseren Erfolg bringt, wenn man das Töpfchen mit dem Baby von Raum zu Raum bewegt, oder wenn man Töpfchen an verschiedenen Stellen im Haus platziert. Oder vielleicht möchtest du lieber, dass dein Kind die Toilette benutzt. Du kannst mit ihm auf der Toilette sitzen, es einen Kindersitz benutzen lassen oder es einfach frei hinsetzen, während du aufpasst.

Wenn du möchtest, dass dein Kind zwischen den Töpfchenbesuchen windellos ist, ist der beste Platz dafür bei warmem Wetter draußen oder sonst in Räumen ohne Teppich. Es ist leichter, Unfälle zu entdecken und zu beseitigen, wenn keine Teppiche im Spiel sind.

Schritt 4: Positionen

Probiert verschiedene Töpfchenpositionen aus, bis ihr eine gefunden habt, die für euch beide bequem ist. Für kleinere Kinder kannst du einige der Im-Arm-Positionen versuchen, die man benutzt, um Säuglinge abzuhalten. Bei mobileren und unabhängigeren Babys könnte das Abhalten nicht funktionieren: Suche einen Topf, der deinem Baby passt; andernfalls kannst du die Toilette benutzen wie oben beschrieben. Jungen stehen oft lieber. Einige Kinder hocken gern auf dem Toilettensitz.

Schritt 5: Signale und Zeichen

Lerne die natürliche Körpersprache deines Kindes kennen, wenn es muss. Jedes Kind hat oder lernt seine eigene Sammlung von Signalen. Einige sind extrem subtil und schwer zu erkennen, während andere offensichtlicher sind.

Versuche Zeichensprache oder jedes Handsignal, das du magst. Dies ist besonders hilfreich mit Babys, die noch nicht sprechen, da sie so ihre Bedürfnisse kommunizieren können. Wenn ein Baby anfängt bewusste Geräusche und Worte zu äußern, nimm verbale Kommunikation zu deiner Liste von zu bemerkenden Signalen dazu. Und denk daran, dass dein Kind als erstes das Wort »Pipi« für Pipi und Stuhlgang benutzen könnte (und anders herum) bzw. das Bedürfnis für den Töpfchenbesuch erst ansagt, wenn »es« schon passiert ist.

Schritt 6: Verständnis und Hingabe

Wenn du erst einmal ein gutes Verständnis dafür hast, wie TopfFit funktioniert, bist du an einer wichtigen Kreuzung angelangt. Wenn du weiter machen möchtest, wirst du eine weitere Verpflichtung eingehen müssen hinsichtlich der Zeit, die du dieser Sache widmest. Versuche es ein paar Wochen lang und überlege dann, ob du weiter machen möchtest.

Wenn dein Baby schnell versteht, wird dich das ermutigen, weiter zu machen. Wenn du nach 2 bis 4 Wochen keine Ergebnisse hast, kannst du entweder einfach fortfahren oder aber eine Pause machen und es nach 2 bis 4 Wochen noch einmal probieren. Sogar wenn dein Kind anscheinend nicht weiß, was geschieht, ist es in Ordnung, es aufs Töpfchen zu setzen, so lange ihr beide damit glücklich und zufrieden seid. Einige Kleinkinder entwickeln ganz plötzlich innerhalb von nur wenigen Tagen oder Wochen beachtliche Schließmuskelkontrolle, aber es ist nicht möglich, vorher zu wissen, ob oder wann dies geschieht. Denk auch daran: Je mehr Töpfchen-Übung dein Kleinkind hat, desto schneller wird es wahrscheinlich Kontrolle über seine Schließmuskeln erlangen und seine Toilettenfähigkeiten meistern.

Sogar wenn es dir zu viel wird und du irgendwann aufgibst, sind deine Bemühungen nicht umsonst gewesen. Forschungen haben gezeigt, dass viele Kinder etwas vom Töpfchenlernen behalten, sogar wenn ihre Eltern an einem Punkt aufgeben und dass sich das später verfestigt. Sauberkeitstraining von Kleinkindern geht oft schneller und leichter mit Kindern, die TopfFit-Erfahrungen haben [SON 02]

Kleidung

Versuche die Windeln so viel wie möglich ganz wegzulassen, um deinem Kind zu helfen, die frühere Konditionierung wieder zu verlernen. Das bedeutet nicht, dass du dein Kind ins ganze Haus machen lässt. Benutze deinen gesunden Menschenverstand! Obwohl es nicht unbedingt notwendig ist, dass Babys »unten ohne« gehen, erhöht es ihre Bewusstheit für die Ausscheidungen und beschleunigt den Lernprozess (manchmal drastisch). Sie erfahren sofort Ursache und Wirkung. Finde eine Möglichkeit, ein paar windellose Stunden in euren Tagesablauf einzubauen, wenn es angenehm und wahrscheinlich am wenigsten stressig ist. Zum Beispiel kann es sein, dass du draußen eine Windel als Sicherheit benutzen möchtest, während Baby zu Hause windelfrei ist.

Wenn du Wegwerfwindeln nutzt, versuche, zumindest teilweise zu Stoffwindeln zu wechseln. Mit Stoffwindeln ohne Plastiküberhose weißt du unmittelbar, wann dein Baby macht. Du kannst so beginnen seine Ausscheidungszeiten und -muster zu lernen und wieder zu erkennen. Gleichzeitig kannst du dein Baby wickeln, sobald es macht und vermeiden, dass du ihm beibringst, sich mit der Nässe wohl zu fühlen.

Probiere Trainingshöschen aus, und falls sie den Durchbruch bringen, investiere in mehr. Sie sind weitaus leichter hoch und runter zu ziehen als Windeln. Zusätzlich saugen sie kleinere Ausscheidungspfützen auf und schützen Hintern und Genitalien deines fleißigen Babys.

Wenn dein Baby bereit dafür scheint, versuche es mit normaler Unterwäsche. Hübsche Unterhöschen könnten der Katalysator sein, der ein Mädchen dazu motiviert, sauber und trocken zu bleiben, und auch Jungen könnten inspiriert werden, ihre Lieblingsunterhose trocken zu lassen.

Benutze Hosen, die sich leicht runterziehen lassen. Du kannst deine eigenen kleinen Shorts und Hosen nähen, indem du Schlafanzughosen oder Jogginghosen mit einem elastischen Bündchen als Vorlage nimmst. Diese sind leicht hoch und runter zu ziehen, wenn man es eilig hat. Benutze jedes Material, das du magst, abhängig von der Bequemlichkeit, den Klimabedingungen, dem Preis und was dir sonst wichtig ist.

Chinesische offene Hosen könnten für dich funktionieren. Sie ermöglichen es Babys, sich für das »Geschäft« hinzuhocken oder zu setzen, ohne dass sie sich nass oder schmutzig machen. Das reduziert die Sorgen um An- und Ausziehen und verringert Toilettenverzögerungen und -unfälle. In kaltem Wetter können chinesische Hosen aus wärmeren Materialien gemacht werden.

Die Kombination von TopfFit und konventionellen Techniken Taktiken…

- Gestalte die Töpfchenzeit lustig. Lies mit deinem Kind Bücher, auch Bücher über das Sauberwerden. Lass es mit einem Lieblingsspielzeug spielen.
- Wenn dein Kind alt genug ist um sich etwas daraus zu machen, nimm es mit zum Einkaufen und lass es ein Töpfchen aussuchen. Indem es so mit einbezogen wird, wird es das Töpfchen wahrscheinlich lieber benutzen.
- Pflege eine »Politik der offenen Türen«, indem du dich, Papa (Väter sind bei kleinen Jungen besonders hilfreich) oder ältere Geschwister von deinem Baby begleiten lässt. Lass dich bzw. die anderen Familienmitglieder bei der Toilettenbenutzung beobachten und sprich mit deinem Baby über die Benutzung des Töpfchens oder der Toilette mit dem Sitzverkleinerer. Durch Beispiel und Beobachtung zu lernen kann für viele hilfreich sein – aber mach keine große Sache daraus. Wenn dein Kind neugierig ist, wird es beobachten und lernen.

- Mit einem kleinen Jungen kannst du versuchen, ihn auf etwas zielen zu lassen, das in der Toilette schwimmt (z.B. »Fruit Loops«, Stückchen von Toilettenpapier oder etwas anderes, das du speziell zu diesem Zweck gekauft hast) oder draußen auf sein Lieblingsziel (z.B. Baum, Stein, vielleicht mit tasächlich aufgemalter Zielscheibe). Er kann auch Spaß damit haben, Muster in den Staub oder Schnee zu malen, Pipi-Spiele zu spielen (z.B. wer weiter »schießen« kann) oder den Strahl mit Papa oder einem Bruder kreuzen.
- Lob betreffend: Tu was immer sich richtig, normal und natürlich für dich und dein Kleines anfühlt. Wenn dir danach ist, dein Kind zu loben, fein. Wenn du nicht an Lob glaubst, stell einfach fest, was passiert, wenn dein Baby für dich macht.
- Versuch macht klug, wenn ihr herausfinden wollt, was für euch funktioniert – immer mit Blick darauf, dass jedes Kind und jede Familiensituation anders ist als die nächste.
- Wenn dein Kind Töpfchen oder Toilette ablehnt, versuche, es zu beruhigen und zu entspannen (z.B. gib ihm etwas zu trinken), dann biete das Töpfchen wieder an.
- Für Eltern, die mit Kindern anfangen, die schon laufen: Wenn dein Kind auf den Fußboden oder in seine Kleidung macht, sag ihm sachlich, was es getan hat und dann sag ihm, dass das ins Töpfchen gehört. Mach den Unfall sauber und bring ihn zusammen mit deinem Kleinkind zum Töpfchen, in die Toilette, den Wäschekorb oder das Wäschezimmer. Erkläre noch einmal, dass es am besten ist, wenn Pipi und Stuhlgang in Töpfchen oder Toilette landen. Mach dies bei jedem Unfall.
- Erwarte bei Kleinkindern etwas Widerstand und »Unfug«. Zum Beispiel bedeutet, wenn sie die »Nein«-Phase durchmachen, ihr »nein« nicht immer »nein«. Kurz gesagt, wenn du ein Kleinkind fragst, ob es aufs Töpfchen muss und ein entschiedenes »Nein« als Antwort bekommst, kann diese Antwort manchmal wenig mit deiner Frage zu tun haben. Das alles ist Teil davon, die Kommunikation deines Kindes verstehen zu lernen.
- Beantworte alle und jegliche Fragen, die dein Kind über die Toilette hat, auch wenn du dasselbe bereits viele Male erklärt hast.
- Manchmal hilft es gut, eine Wahlmöglichkeit anzubieten. Wenn dein Kleinkind sich windet oder seine Genitalien anfasst oder du irgendwie

anders weißt, dass es muss, frag es, ob es auf das Töpfchen gehen möchte, oder ob du es ihm bringen kannst.

- Erkläre ständig, was vor sich geht und was du tust. Versuche, dein Kind in ein Gespräch zu verwickeln, indem du Fragen stellst: »Sagst du mir gerade, dass du musst? Musst du mal? Sollen wir mal das Töpfchen ausprobieren?« Oder, wenn dein Kind in einer Nein-zu-allem-Stimmung ist, nimm eine Haltung von »nicht fragen sondern sagen« an: »Ich glaube, du musst mal Pipi. Lass uns zusammen ein Buch lesen, während du es versuchst.«

- Wenn dein Kind Erinnerungen oder Gespräche über die Toilette nicht mag, sag nichts über Pipi, Stuhlgang, das Töpfchen oder die Toilette. Kommentiere etwa jede Stunde laut (so dass dein Kind es hören kann), dass du dringend musst und auf die Toilette gehst, und dann gehe dort hin. Wenn Baby dir folgt und eines Tages sein Töpfchen benutzt, kommentiere das nicht und lobe nicht, solange du nicht das Gefühl hast, dass es offen dafür ist.

- Schlage in Elternbüchern nach und suche dir noch mehr Ideen. Lies dir die positiven Tipps und Ratschläge durch, die für konventionelles Training angeboten werden und teste einige dieser Ansätze, um zu sehen, ob sie bei deinem Kind funktionieren.

Geschwister...

- Geschwister können eine große Hilfe sein. Sie können durch Beispiel lehren, inspirieren, unterhalten und in vieler Hinsicht helfen. Manche Geschwister sind besser darin, ihren kleinen Bruder oder ihre kleine Schwester zu »lesen« als die Erwachsenen.

- Viele Familien, die von dieser Methode erst ein bisschen spät erfahren, haben schließlich zwei Kinder gleichzeitg, die sauber werden: Zwillinge, ein Baby und ein Kleinkind oder zwei Kleinkinder. Eltern mit zwei kleinen Kindern können beide Kinder gleichzeitig lehren, so lange sie geduldig sind. Hege keine Erwartungen, die zu negativen Gefühlen oder Reaktionen führen könnten und respektiere/akzeptiere die individuelle Entwicklungsgeschwindigkeit der Kinder.

Tempo…

- Es wird gute Tage und schlechte Tage geben, unglaubliche Erfolge und die unausweichlichen Rückschritte. Erwarte einen Schritt zurück für drei Schritte nach vorn. Kleine Kinder sind sehr beschäftigt damit, viele neue Fähigkeiten zu lernen und Meilensteine zu erreichen. Es geht ihnen auch manchmal nicht gut, wenn sie Zähne bekommen oder krank sind. Viele Dinge (wie Reisen oder Gäste) können ihre Töpfchenroutine zeitweilig unterbrechen, aber sie kommen wieder auf den richtigen Weg, wenn du am Ball bleibst.
- Erwarte einige Monate lang keine unmittelbaren, eindeutigen Ergebnisse. Es gibt keinen festgesetzten Zeitplan für das Lernen. Viele Eltern sind frustriert, wenn sich ihr Baby nicht darum zu kümmern scheint, trocken zu bleiben und vergessen dabei, dass sie es waren, die ihm zuerst einmal beigebracht haben, in eine Windel zu pinkeln. Die meisten Babys brauchen beträchtliche Zeit, dieses wieder zu verlernen. Gib dem deinem ein bisschen Zeit, die Verbindung zu verstehen und den Übergang zu schaffen.
- Vergleiche niemals auf konkurrierende oder urteilende Art die Ergebnisse deines Kindes mit denen eines anderen Kindes.
- Einige Eltern haben keine Schwierigkeiten ihr Kind dazu zu bringen, ins Töpfchen zu pinkeln, aber erzielen keine Resultate, wenn es um den Stuhlgang geht – oder anders herum. Keine Sorge! Auch das ist nur eine Phase.
- Folge dem natürlichen Lernprozess deines Babys. Es kommt anfangs oft vor, dass Kleinkinder ihre Eltern wissen lassen, dass sie mussten, wenn sie bereits in die Hose oder Windel gemacht haben. Das ist Teil des Lernprozesses, und dein Kind wird schließlich lernen, dich im Voraus zu informieren.

Einstellung…

- Sei positiv – niemals negativ. Strafe nicht, zwinge nicht. Setz dein Kind nicht unter Druck.
- Wenn du das Gefühl hast, Ausscheidungen seien »eklig« (eine westliche Empfindung, die größtenteils daher rührt, dass man beim Wickeln oder Windel waschen in Kontakt mit den Exkrementen kommt) versuche, dieses Gefühl zu überwinden. Dies ist der Punkt, wo Kinder die Kon-

trolle übernehmen oder stur werden, wenn sie merken, dass dich etwas stört. In vielen nichtwestlichen Gesellschaften lächeln Mütter nur über Unfälle und wischen sie auf, ohne negative emotionale Reaktion.

- Höre auf die innere Stimme, vertraue deiner Intuition, habe Vertrauen in dich selbst, entspanne dich und genieße.
- Sei kreativ. Nimm als Motto »Wenn's funktioniert…« und mache offenen Herzens weiter.

Mögliche Hürden

Es ist meistens (aber nicht immer) schwieriger, mit einem mobilen Baby anzufangen, das darauf »trainiert« worden ist in eine Windel zu machen oder das Wegwerfwindeln trägt und daher das Gefühl der Nässe nicht mit Ausscheidung assoziiert. Hier ist eine Zusammenfassung der Hauptgründe, warum es schwierig sein kann, mit 6 Monaten oder später anzufangen:

- Das Baby ist darauf trainiert, in die Windel zu machen.
- Das Baby hat die Bewusstheit für die Ausscheidungsfunktionen verloren.
- Die Eltern haben während der ersten sensiblen Phase nicht auf die Ausscheidungskommunikation reagiert.
- Das Baby hat ein Ego und einen eigenen Willen entwickelt.
- Das Baby ist mobil und aktiv. Wenn es krabbeln bzw. laufen lernt, wird es natürlicher seine Umgebung erforschen, spielen und seine Aufmerksamkeit auf neue aufregende Dinge lenken wollen. Wenn es nicht daran gewöhnt ist, Zeit mit Töpfchensitzungen zu verbringen und sich seiner »Toilettenmuskeln« nicht bewusst ist, wird es wahrscheinlich nicht verstehen, warum es auf einem Töpfchen sitzen soll und daher nicht dort bleiben wollen.

Du hast die Wahl!

Natürlich sollten Eltern eine persönliche und informierte Entscheidung über die für sie beste Methode des Sauberwerdens treffen können, und ehrliche, angemessene Informationen zu diesem Zweck erhalten. Wie schon gesagt, niemand behauptet, dass TopfFit die richtige Methode für alle Familien ist, aber sie ist definitiv die beste für viele.

Wenn deinem Baby lieber die Option geben möchtest, in die Toilette, das Töpfchen oder ein anderes Gefäß zu machen statt in die Windel, nur zu! Wenn du die Idee magst, dass dein Baby teilweise oder ganz ohne Windel ist und für den gelegentlichen Unfall lieber eine Windel auf dem Fussboden als an deinem Kind nutzen möchtest, oder wenn du lieber gelegentliche Unfälle aufwischst als um das Wickeln kämpfst – dann leg los!

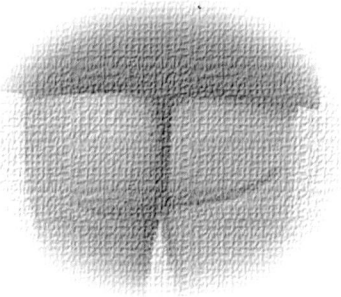

Medizinische Meinungen und Anatomie

Obwohl TopfFit in den USA [und Europa, Anm. d. Übers.] nicht sehr bekannt ist, gibt es einige Ärzte und Kinderärzte, die es unterstützen. Sie sind größtenteils im Ausland gewesen und haben diese Methode aus erster Hand erlebt, hatten persönlichen Kontakt mit erfahrenen Eltern oder sind (Ehepartner von) Immigranten, die in Kulturen aufgewachsen sind, wo diese Methode genutzt wird. In diesem Kapitel geht es um positive medizinische Meinungen und Erkenntnisse sowie die grundlegende Physiologie und Anatomie.

Perspektiven aus Ostafrika: Drei Studien

Dr. Marten deVries fand heraus, dass Babys des Digo-Stammes in Kenia das Ausscheidungstraining im Alter von zwei bis drei Wochen beginnen und im Alter von 4 bis 6 Monaten tags und nachts angemessene Trockenheit erreichen. Die Resultate dieser Studie wurden in *Pediatrics* veröffentlicht und widerlegen die Behauptung der westlichen Medizin, dass Babys, bevor sie 18 Monate bis zwei oder drei Jahre alt sind, keine Kontrolle über die Schließmuskeln und andere Muskeln haben, die für die Ausscheidungen nötig sind.

Die Erfahrungen der Menschen in Ostafrika sind absolut konträr zur Ansicht der westlichen Medizin. Einer der berühmtesten Erziehungsexperten unserer Zeit, T. Berry Brazelton, begründet seinen am Kind orientierten Ansatz für das Sauberkeitstraining zu einem großen Teil auf Reife und Bereitschaft. Brazelton weist Eltern an geduldig zu sein und zu warten, bis ihre Kinder gegen Ende des zweiten Jahres selbst die Initiative ergreifen mit dem Sauberkeitstraining anzufangen. In Afrika messen die Digo und viele andere Völker und Stämme dem Sauberkeitstraining von Säuglingen Bedeutung bei. Ihrer Erfahrung nach ist die muskuläre und neurologische Entwicklung, wie sie durch die westliche Medizin definiert oder begrenzt wird, kein Thema. Sie glauben und wissen aus erster Hand, dass Säuglings-Ausscheidungstraining effektiv ist.

Dr. deVries weist darauf hin, dass kulturelle Unterschiede in Einführung und Methode des Säuglings-Ausscheidungstrainings in Beziehung zu den verschiedenen Erwartungen bezüglich der Fähigkeiten und Leistungen eines

Säuglings stehen. Sein Artikel behandelt einen »kulturellen Bauplan« für das Erziehungsverhalten. »Ein Netzwerk komplex zueinander in Beziehung stehender Faktoren formt die Ideen einer Kultur darüber, was Säuglinge sind und was sie können. Trainingsverhalten findet im Lichte dieser Erwartungen statt.«

DeVries schließt seinen Artikel in *Pediatrics* damit, dass er Kinderärzte ermahnt, flexibel in ihrer Beratung von Familien zu sein. Er betont, dass Kinderexperten die Gesamtsituation betrachten müssen, einschließlich der kulturellen Werte und der Bedürfnisse des Säuglings. »Wenn dogmatisch ein scheinbar wissenschaftlicher Ansatz befürwortet wird, während die potentielle Vielfältigkeit und der Effekt der mütterlichen und familiären Erwartungen ignoriert wird, kann der Kliniker tatsächlich den Trainingszielen entgegen wirken.« Seiner Meinung nach können weitere Forschungen auf diesem Gebiet eines Tages wertvolle therapeutische Resultate hervorbringen.[DEV 77, S. 170-177]

Mary Ainsworth widmete in ihrem Buch *Infancy in Uganda* 11 Seiten den Säuglings-Ausscheidungspraktiken und dem Training. Sie berichtete, dass in der Vergangenheit die Baganda-Säuglinge in Buganda, Uganda, traditionell das Ausscheidungstraining mit zweieinhalb bis drei Monaten begannen. Das Training wird immer noch vor 4 Monaten begonnen - manchmal sogar schon mit einem Monat – und kontinuierlich und gewissenhaft durchgeführt. Der Erfolg hängt von der engen Interaktion mit dem Baby ab; genauer gesagt ist er davon abhängig, dass das Baby erkennbare Signale gibt und die Mutter rechtzeitig darauf antwortet. Es gab einige Situationen, in denen das Ausscheidungstraining länger dauerte als die hier angegebene Norm, aber in solchen Fällen war die Mutter entweder nicht anwesend, wenn sie gebraucht wurde, oder es gelang ihr nicht, den Signalen ihres Babys adäquate Aufmerksamkeit zu schenken.

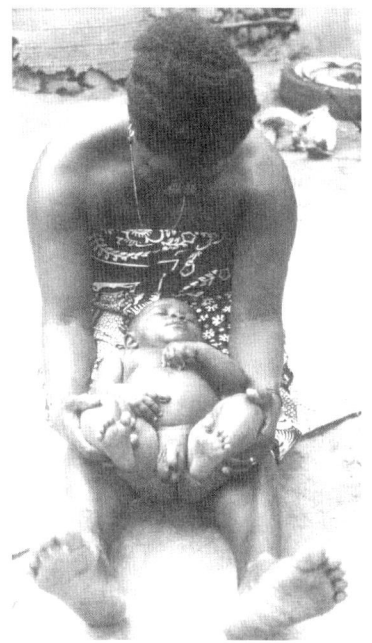

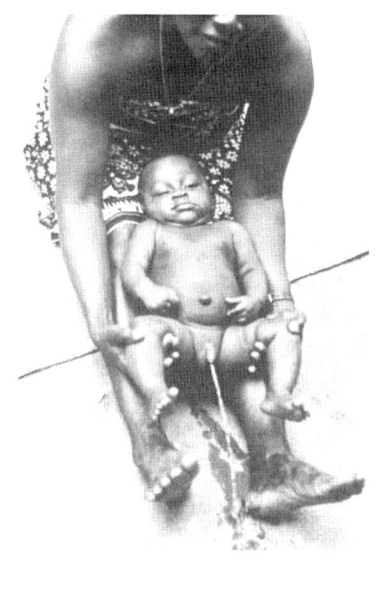

Marten deVries (alle)

Ein drei Monate altes Digo-Baby (Kenia) in der normalen Trainingsposition für das Urinieren: Vorher, dabei und danach.

Die Mutter macht das »Shuus«-Geräuch, um das Urinieren zu entlocken.

Mutter und Baby gucken zufrieden nach dem Geschäft (1977).

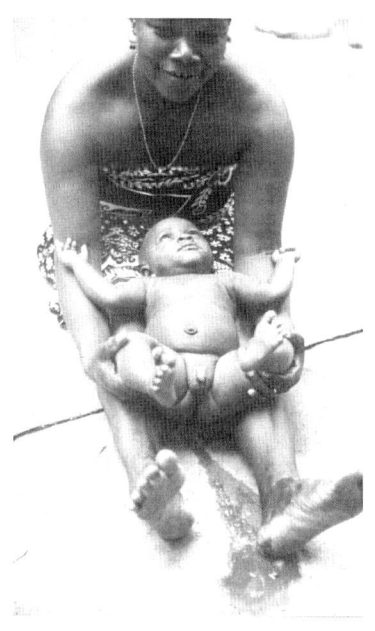

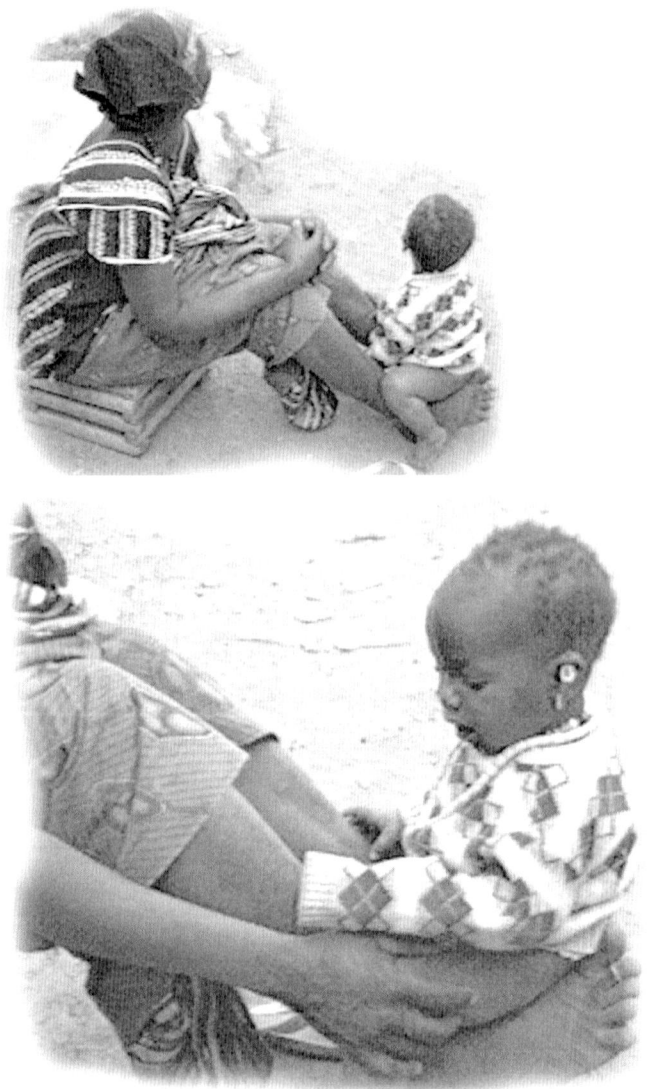

Epelboin/CNRS

Eine Mutter in Ibel, Senegal, benutzt die klassische Toilettentrainings-Position. Das Kind sitzt auf den hochgezogenen Füßen der Mutter, während es auf das Pipi wartet (1990).

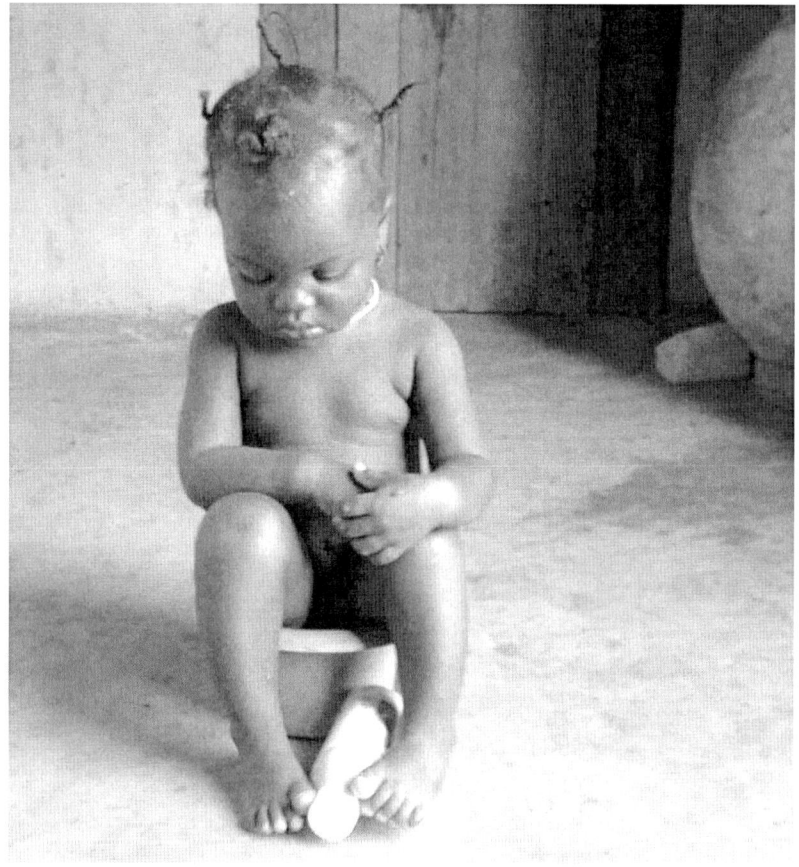

Epelboin/CNRS

18 Monate alte Senegalesin in ihrer Heimatgemeinde. Privatsphäre ist noch kein Thema (Malicka, Senegal, 2001).

Die Altersspanne, während der das Beschmutzen des Bettes aufhörte, lag zwischen 5 und 11 Monaten; zusätzlich gaben Mütter aus der Zeit vor Ainsworth an, ihre Babys hätten diese Phase mit 4 bis 8 Monaten beendet gehabt. Das Bettnässen hörte zwischen 9 und 22 Monaten auf.

Das Beschmutzen des Hauses hörte generell zwischen 8 und 12 Monaten auf (manche brauchten bis zu 20 oder 22 Monaten). Zu dieser Zeit waren die meisten Babys in der Lage auf eigene Initiative hin ins Freie zu gehen, wenn sie Stuhlgang hatten. Das Alter, in dem das Wasserlassen im Haus aufhörte, lag knapp unter 12 Monaten. Ainsworth schloss daraus, dass das Baganda-Ausscheidungstraining mindestens ebenso effektiv ist wie die Trainingsmethoden in den westlichen Kulturen.[AIN 67, S. 77f, 84f.]

In ihren ethno-psychologischen Studien afrikanischer Kinder beobachtete Marcelle Geber, dass ugandische Mütter allen Bedürfnissen ihrer Kinder, auch der Ausscheidungssauberkeit gegenüber, aufmerksam waren. Sie bemerkte, dass ugandische Mütter, die ihre Kinder auf dem Rücken trugen, nie mit Urin oder Stuhl beschmiert waren und dass die Babys in dieser Hinsicht immer sauber waren. Wenn die Babys alt genug waren um zu laufen, beobachtete sie, wie sie ohne Erinnerung nach draußen gingen, um sich zu erleichtern. Geber berichtete, dass ugandische Kinder das Sauberkeitstraining zwischen 15 und 24 Monaten abgeschlossen hätten.[GEB 98]

Positive medizinische Meinungen aus westlichen Ländern

1971 – Bericht von Thomas Ball, PhD

Thomas Ball stellte fest, dass die TopfFit-Methode im Rahmen der wirksamen Konditionierung als »Toilettentraining durch Reflex« interpretiert werden kann. »Das Baby gewöhnt sich nicht daran, die Ausscheidungen in seine Windel zu machen und fühlt sich nicht wohl damit, das zu tun, [und] wird demzufolge einen Wirbel machen, um das Töpfchen unter sich platziert zu bekommen.«

Ball gründete seine Ergebnisse auf Forschungen, die von Frau Lela Humphries durchgeführt wurden, die ihren eigenen TopfFit-Ansatz entwickelte, um Stuhlgang aufzufangen und ihn mit ihren drei Kindern benutzte, die zwischen 1947 und 1956 geboren wurden. Sie stellte beim Füttern ihres ersten Sohnes fest, dass er immer dann Stuhlgang hatte, wenn er gefüttert wurde. »Ich konnte durch seinen Gesichtsausdruck immer sagen, wann er seine Ausscheidung machen würde.« Als er 6 Wochen alt war, öffnete sie seine Windel an einer Seite (ohne sie tatsächlich abzunehmen), platzierte das Töpfchen zwischen ihren Beinen und seinen Hintern darauf. Sie ließ die Windel über seine Vorderseite hängen für den Fall, dass er pinkelte. »Seine Position war dieselbe, als wenn er keinen Topf unter sich hätte. Er machte keinerlei Schwierigkeiten.« Sie berichtete, dass ihre ersten beiden Söhne mit 6 Monaten sauber und mit ungefähr 14 Monaten trocken waren.

Ihr dritter Sohn hatte das Downsyndrom, aber davon ließ sie sich nicht beirren. Obwohl sie keine Notizen machte, erinnerte sie sich, dass er, bevor er laufen konnte, zur Badezimmertür krabbelte und jammerte, um auf den Topf gesetzt zu werden, und dass er mit 16 Monaten anfing zu laufen und zum Badezimmer ging, wenn er musste.[BAL 71, S. 80-85]

1978 – Kommentare von Gersch und Ravindranathan, MDs

Zwei Ärzte pflichteten der deVries-Digo-Studie in Briefen an *Pediatrics* bei. Marvin Gersch schrieb, dass die Vorzüge des deVries-Artikels unter anderem zeigten, dass »unsere vorherigen Gedanken über Sauberkeitstraining inkorrekt waren; Training kann und ist in einem viel früheren Alter vollendet werden.« [GER 78] S. Ravindrananthan stimmte den Beobachtungen und Schlüssen von deVries auch zu, als er schrieb: »Dies bringt nicht nur engere Mutter-Kind-Interaktionen, Kontakt und Kommunikation hervor, sondern eliminiert zukünftige Versuche von unnötigen, mit Zwang verbundenen Methoden an einem widerstrebenden Kleinkind.«[RAV 78, S. 674]

1985 – Studie von Paul Smeets (Professor der Psychologie) u.a.

In dieser Studie begannen drei Mädchen und ein Junge zwischen 3 und 6 Monaten. Die Eltern nutzten Teilzeit-Toilettentraining, bei dem sie 3 bis 4,5 Stunden pro Tag damit verbrachten (aber nicht jeden Tag der Woche). Um die Aufmerksamkeit des Babys zu bekommen, hielt oder klopfte das Elternteil das Töpfchen oder rief oder berührte das Kind während dessen, um sicher zu sein, dass das Kind den Topf ansah, bevor es darauf gesetzt wurde. Wenn das Baby innerhalb von drei Minuten machte, zeigte der Erwachsene Freude und Zustimmung; andernfalls wurde das Baby wieder vom Töpfchen genommen. Diese Phase der Studie war beendet, wenn ein Baby mindestens 18 Mal Stuhlgang auf dem Töpfchen und 8 von 10 darauf folgenden Tagen unfallfrei hatte.

Die nächste Phase führte eine Beziehung zwischen dem Greifen des Töpfchens und beiden Arten der Ausscheidung ein. Das Töpfchen wurde 30cm entfernt und etwas nach rechts verrückt vom Baby platziert. Wenn es spontan signalisierte oder nach dem Topf griff oder die Mutter anderweitig wusste, dass es Zeit dafür war, wurde das Baby angeleitet, das Töpfchen zu greifen und sich dann darauf zu setzen.

Alle vier Babys vollendeten das Töpfchentraining bevor sie laufen konnten, zwischen 8,5 und 10,7 Monaten. Der Endpunkt bzw. die Definition von »vollendet« hierbei würde jedoch nicht für alle westlichen Familien akzeptabel sein, denn »am Ende des Programms wurde von den Babys noch nicht verlangt, dass sie die Ausscheidungen länger als ein paar Minuten anhielten, und sie brauchten noch Hilfe beim Einnehmen der geeigneten Position sowie beim An- und Ausziehen.« Die Studie kommt zu dem Schluss, dass »die Reife-Erklärung für den Erfolg der momentan befürworteten verzögerten Trainingsmethoden noch einmal überdacht werden sollte.«[SME 85, S.303-308]

1990 – Kommentar von Paul Fischer, MD

Fischer entthront die amerikanische Ansicht, dass ein Kind »psychologisch und physiologisch dafür ›reif‹ sein muss, bevor erfolgreiches Toilettentraining geschehen kann (…) Es hat beinahe keine Forschungen gegeben, um diese Theorien zu dokumentieren. Sie sind zweifelsfrei für große Teile der Welt unsinnig, wo ›Töpfchentraining‹ kurz nach der Geburt anfängt.«

Dr. Fischers pakistanische Frau und seine Schwiegermutter begannen das Töpfchentraining der zwei Wochen alten Tochter und berichteten, dass sie mit drei Monaten »offensichtlich die Assoziation von Zeit, Geräusch und Körperhaltung mit Entleerung und Stuhlgang verstand. Mit einem Jahr war sie tags und nachts aus den Windeln.«

Er stellte fest, dass die Leute in weiten Teilen Asiens und Afrikas die westliche Version des Toilettentraining »primitiv und unhygienisch« finden. Über die Meinung, dass Säuglings-Töpfchen-Training zu psychologischen Problemen führen kann, äußert er: »Ich kann nur spekulieren, dass dies aus Versuchen stammt, die negative Bestätigung bei 18 Monate alten Kindern benutzt haben, die keine vorherige Konditionierung erfahren hatten. Mit Sicherheit ist dies nicht der Fall bei Millionen von Kindern in aller Welt, die im ersten Lebensjahr trainiert werden.«[FIS 90, S. 262]

1993 – Interview mit Dr. Leah Lamb, Kinderärztin

Die Kinderärztin Dr. Leah Lamb hat viele Frauen in Indien und Nordafrika genau dabei beobachtet, die TopfFit-Methode mit ihren Kindern zu vollenden.

Sie äußert, dass es eine besondere Art von Mutter dafür braucht, um eine Bindung einzugehen, die eng genug ist und um den Signalen des Babys besondere Aufmerksamkeit zu geben, damit das Training erfolgreich ist.

Dies ist eine wirklich sanfte Methode, eine Mutter-Kind-Dyade, verbundene Interaktion. Das Elternteil arbeitet mit dem Baby, hört auf Zeichen und Signale. Es ist sanft und es ist freundlich. Ich sehe nicht, dass es irgendeinen negativen Effekt auf einen Säugling haben könnte.

Im Wesentlichen antwortet das Kind auf Verhaltenskonditionierung. Der von der Mutter geäußerte Laut und ihre Einstimmung auf die Signale des Babys werden dazu führen, dass das Baby auf ein Zeichen hin uriniert oder defäziert.

Säuglings-Ausscheidungstraining ist nicht das alte militante Toilettentraining des Westens. Es ist eine Methode, bei der die Mutter auf den inneren physiologischen Plan des Baby eingestimmt ist und antwortet, wo das Kind Unterstützung und einen Fürsprecher bekommt, der ihm hilft, ins Badezimmer zu gehen. Man erwartet nicht von einem Kind, dass es das früh in dem Prozess allein tut.

Dies ist ein interaktiver Prozess zwischen Eltern und Baby. Die Eltern müssen genug involviert und mit dem Baby verbunden sein, um seine Signale korrekt aufzufangen und darauf zu reagieren.

Traditionell hat im westlichen Ärztedenken ein Kind hier nicht die Fähigkeit zu reagieren. Wir Ärzte bekommen beigebracht, dass die neurale Reife, die das vollständige Toilettentraining erlaubt, irgendwann um das Alter von zwei Jahren herum auftaucht. Wenn das Kind jedoch für Stichworte empfänglich und sensibel ist, wird es antworten. Es ist Verhaltenskonditionierung, und das Kind wird für dich machen.

Bei dieser Methode geht es darum, dass ein Elternteil und ein Kind miteinander interagieren und gemeinsam eine Aufgabe bewältigen. In der westlichen Kultur trennen wir unsere Kinder von uns. Wir schlafen nicht im selben Raum mit ihnen, und die Betonung liegt auf Individualisierung und Abgeschiedenheit. Das Kind wird als separate Einheit betrachtet. Mit dieser Säuglings-Trainingsmethode kehrt man zu einem natürlicheren Zustand zurück, bei dem Mutter und Kind als eine Einheit verknüpft miteinander sind.[LAM 93]

1997 – Buch von Charles E. Schaefer, MD

In seinem Buch *Toilet Training without Tears* diskutiert Dr. Schaefer verschiedene Methoden des Sauberkeitstraining, einschließlich des »frühen Ansatzes« für Babys zwischen 3 und 15 Monaten. Er führt die Methode des Sauberkeitstrainings wieder ein, die in den USA in den 1920er und 1930er Jahren benutzt wurde. Er stellte fest, dass dies ein konditionierter Prozess war, der auf dem Lernen durch Assoziation basierte. Zusätzlich betont er, dass Kinderentwicklungsexperten und Kinderärzte jener Zeit die Eltern dazu brachten, die falsche Einstellung dazu zu haben und dass dies dem frühen Toilettentraining den Ruf eingebracht hat, harsch, rigide und mit Strafen verbunden zu sein. Schaefer befürwortet eine positive und unemotionale Einstellung ebenso wie einen nicht strafenden, nicht mit Zwang verbundenen Ansatz. Nach Jahren der Analyse und der kulturübergreifenden Studien »wissen wir, dass das Alter, in dem ein Kind trainiert wird, nicht der Grund für emotionale und psychische Probleme ist; viel mehr ist es die elterliche Einstellung, die während der Trainingsperiode herrscht, die den Langzeiteffekt des Toilettentrainings bestimmt.«

Schaefer gesteht Kindern auch zu, dass sie eine gewisse Fähigkeit haben, ihre Ausscheidungen zu kontrollieren. »Obwohl es nicht genau bekannt ist, wann ein Kind diese muskuläre Kontrolle erreichen kann, haben Studien gezeigt, dass einige Säuglinge zwischen drei und sechs Monaten diese Fähigkeit sehr erfolgreich lernen können, angenommen, ihr Betreuer ist aufmerksam gegenüber den Zeichen, die ein Bedürfnis zur Ausscheidung signalisieren und agiert prompt, indem er das Kind aufs Töpfchen bringt.« Er sagt auch, dass Babys in der Lage sind, frühestens um das Alter von 15 Monaten herum oder später vollkommene bewusste Blasenkontrolle zu erlangen, und dass es unrealistisch ist, diese vorher zu erwarten.[SCH 97]

1999 – Kommentare von Altemeier und Hemme, MDs

In *Pediatric Anals* bestätigen die Ärzte Dr. William Altemeier und Dr. Cheryl Hemme die TopfFit-Methode. »Es steht kaum in Frage, dass Kinder mit einem Jahr sauber sein können.« Sie relativieren die Behauptung mit der Betonung auf einer entspannten Herangehensweise, und sie »erinnern Eltern daran, dass wir alle diese Entwicklungsphasen durch machen, also lehnen Sie sich zurück und genießen Sie die Fahrt.« Sie warnen auch davor, dass »Windelwechsel in der Kinderkrippe Infektionsrisiken bergen.«[ALT 99]

2000 – Studie von Bakker und Wyndaele

Der Physiotherapeut E. Bakker und der Urologe Jean-Jacques Wyndaele aus dem Universitätskrankenhaus Antwerpen führten eine Studie zur »Bewertung von Veränderungen im Beginn des Toilettentraining, der Einstellung der Eltern und den Ergebnissen des Trainings in den letzten 60 Jahren in Belgien« durch. Ihre Funde lassen darauf schließen, dass Entleerungsprobleme sich in den letzten Jahren vermehrt haben und deuten an, dass eine wesentliche Veränderung in der Art, wie Eltern ihre Kinder heutzutage sauber bekommen verglichen mit dem Ansatz, den man vor 60 Jahren verfolgte, zu dem offensichtlichen Anstieg an Harnwegsdysfunktionen bei Kindern beitragen könnte.

»Die meisten Autoren sind überzeugt, dass die Entwicklung der Blasen- und Enddarmkontrolle ein Reifungsprozess ist, der durch Toilettentraining nicht beschleunigt werden kann.« Aber ihre Funde widersprechen dieser Theorie und deuten statt dessen darauf hin, dass »das Alter, an dem Blasen- und Enddarmkontrolle erreicht wurden, die gleichen Unterschiede zwischen den Gruppen aufwies wie das Alter des Trainingsbeginns.«[BAK 00, S. 248-252]

2000 – Kommentar von Dr. Lauri Nandyal

Dr. Lauri Nandyal hält Behauptungen von aus der TopfFit-Methode resultierenden psychologischen Schäden für unwahr und stellt fest, dass diese Behauptungen sich auf eine sehr andere Methode des Toilettentrainings beziehen. Sie nennt den gegenwärtigen westlichen Standpunkt über Reifebereitschaft ein »medizinisches Märchen«, das auf Meinungen und Kommerz basiert und nicht auf wissenschaftlichen Fakten. Sie erklärt ihre Schlußfolgerungen in ihrem Erfahrungsbericht (»Eine Ärztin äußert sich«) am Anfang von Kapitel 10, in dem sie von ihren persönlichen Erfahrungen in der Benutzung von TopfFit mit ihrer dritten Tochter berichtet. (Siehe „Erfahrungsberichte" auf Seite 129)

2000 – Video von Dr. Barbara Gablehouse, Kinderärztin

In ihrem Video *The Potty Project* behauptet Dr. Gablehouse, dass 85% der Babys in aller Welt im Alter von einem Jahr sauber sind und betont, dass diese Babys »dieselben Muskeln und dieselben Fähigkeit zur Kontrolle dieser Muskeln haben wie unsere [westlichen] Babys. Wir müssen unseren Babys einfach die Gelegenheit geben, diese Fähigkeit zu üben.« Sie vergleicht Toilettenlernen mit dem Lernen anderer wichtiger Entwicklungsschritte wie Gehen und Sprechen. Ein Baby muss über die Zeit eine Vielfalt von aufeinander aufbauenden Fähigkeiten lernen, z.B. Balancieren, Stehen, Stolpern und Schritte machen, bevor es laufen kann; und wenn die Eltern ihm helfen und es ermutigen, lernt es schneller und leichter. Genauso braucht ein Baby Übung, positive Verstärkung und Zeit, um Kontrolle über seine Blase und seinen Darm zu bekommen. »Wie bei allem, was dein Baby lernt, ist Wiederholung entscheidend für erfolgreiches frühes Toilettentraining … Dein Baby wird das Sauberwerden durch wiederholte Übungsgelegenheiten meistern.«[GAB 00]

The Potty Project ist auf ein ganz normales Elternpublikum ausgerichtet. Es enthält Einstellungen von Babys, die einen kleinen Kindersitz auf der Toilette benutzen, aber es zeigt keine Im-Arm-Positionen für die Benutzung von Töpfchen oder anderen Gefäßen. Einer der starken Punkte ist, dass das Video und die Studie von einer eingetragenen Kinderärztin organisiert wurden. Dies kann für AP-Eltern[1] und andere Familien mit alternativem Erziehungsstil hilfreich sein, da das Video dabei helfen könnte, die TopfFit-Methode bei skeptischen und nicht unterstützenden Verwandten und Freunden zu größerer Akzeptanz zu bringen.

2002 – Kommentar von Dr. Linda Sonna, Psychologin

Kinderentwicklungsexperten in den Vereinigten Staaten haben seit der Wende zum 20. Jahrhundert, als es die Regel war, mit zwei oder drei Monaten zu beginnen, das empfohlene Alter für den Anfang des Sauberkeitstrainings immer weiter nach hinten geschoben. Eine dramatische Veränderung kam mit der zeitgleichen Einführung der Wegwerfwindeln in den frühen 1960er Jahren und der Verbreitung des »Später-ist-besser«-Ansatzes des berühmten Kinderarztes T. Berry Brazelton. Brazelton warnte, dass das Anfangen, bevor das Kind adäquate Schließmuskelkontrolle erreicht hat, wahrscheinlich zu psychologischen Schwierigkeiten führen würde, die sich sehr wohl in einer entscheidenden Verzögerung der Fähigkeit äußern könnten, und er schrieb chronische Probleme mit dem Bettnässen vorzeitigen Trainingsversuchen zu.

Dr. Sonna hat keine Beweise gefunden, um diese Behauptungen zu stützen. Während einige Kinder von selbst quasi über Nacht sauber werden, wenn bis zum Alter von drei Jahren nichts getan wird, haben sich Ge-

---

1 AP = *attachment parenting* nach dem amerikanischen Kinderarzt Dr. W. Sears, s. Vorwort

wohnheiten von Einnässen und Einkoten bis dahin tief eingeschliffen, und viele Kleine brauchen eine lange Zeit und haben beträchtliche Schwierigkeiten. Es ist nicht mehr ungewöhnlich, dass Kinder mit 4 Jahren noch Windeln tragen.

Die Warnungen über die Notwendigkeit zur Reife des Kleinkindes führten dazu, dass der Mythos, dass jüngeren Kleinkinder (und einigen älteren) die Schließmuskelkontrolle fehlt, begonnen hat, sich den Weg durch die pädiatrische Gemeinde zu bahnen. Es ist verblüffend, dass das Wissen, dass Säuglinge tatsächlich Schließmuskelkontrolle haben, in zwei kurzen Generationen verloren gehen konnte. Wenn amerikanische Eltern darüber informiert werden, dass viele ausländische Babys routinemäßig in jüngerem Alter sauber sind, ist ihre erste Reaktion die Leugnung, dass eine solche Leistung möglich sein könnte. Ihre zweite ist, darauf zu bestehen, dass die Trainingsmethoden harsch und grausam sein müssen. Sie klammern sich an diese Meinung, selbst nachdem sie Beschreibungen von den tatsächlichen Methoden gehört haben, die Eltern benutzen.[SON 02]

2002 – Kommentar von Dr. Simone Rugolotto, Kinderarzt

Dr. Rugolotto, Kinderarzt und Neonatologe an der Universität von Verona in Italien, hat persönliche Erfahrung mit der TopfFit-Methode: Er und seine Frau ziehen ihren Sohn mit dieser Methode auf. Dr. Rugolotto sagt, dass die Tatsache, dass frühes Sauberkeitstraining bei Säuglingen eine verbreitete Praxis in Asien und Afrika ist, zeigt, …

… dass Sauberkeitstraining im frühen Säuglingsalter möglich ist und keine großen Nebenwirkungen hat. Babys können ihre Bedürfnisse klar kommunizieren, und wir können ihnen auf sanfte Weise bei ihren Ausscheidungen helfen, indem wir sie zum Badezimmer bringen oder ein Töpfchen benutzen. Dies ist natürlicher und bequemer, als sie in horizontaler Lage in eine Windel machen zu lassen.

Babys haben Kontrolle über ihre Blasen- und Darmfunktionen; andernfalls würden sie kontinuierlich Fäzes und Urin ausscheiden, was offensichtlich nicht geschieht. Genauer gesagt, ist der Ausscheidungsprozess aktiv, und wir können alle Anstrengungen sehen, die das Baby während dieser Aktivität unternimmt. Wenn sie nicht länger in der

Lage sind, Fäzes und Urin zurück zu halten, fühlen sie sich unwohl, geben Signale (z.b. Weinen) und, wenn niemand ihnen hilft, lassen sie den Prozess in der Windel geschehen.

Die TopfFit-Methode hat viele Vorteile und sollte durch das gegenwärtige pädiatrische Wissen unterstützt werden. Einige Vorteile sind: eine leichtere Annäherung an das »bewusste« Toilettentraining während der Kindheit (Kinder werden das Töpfchen leichter akzeptieren als Kinder, die es niemals vorher benutzt haben); weniger Hautausschlag (durch weniger Kontakt von Fäzes und Urin mit der Haut); ein engeres Band und besseres Verständnis zwischen Müttern und ihren Kindern (wenn einem bestimmten Bedürfnis wirkungsvolle Aufmerksamkeit gewidmet wird anstelle des üblichen Schnullers oder der Flasche). Wir sind uns keiner Nebenwirkungen der TopfFit-Methode bewusst. Zu diesem Thema ist kein auf Beweisen basierendes medizinisches Wissen erhältlich. Leider gibt es bisher keine randomisierten, kontrollierten Studien über »frühes gegen spätes« Sauberkeitstraining, und ich hoffe, dass in ein paar Jahren einige durchgeführt worden sind, um Kindern und Eltern eine neue Option zu geben.[RUG 02]

Anatomie

Urinieren und Defäzieren schließen die Benutzung willkürlicher und unwillkürlicher Muskeln ein. Wie der Name sagt, sind »willkürliche« Muskeln diejenigen, über die wir bewusste Kontrolle haben, während »unwillkürliche« Muskeln nicht unter unserer bewussten Kontrolle stehen.

Ein Kind, das im Säuglingsalter mit dem Sauberwerden beginnt, kann zum frühest möglichen Zeitpunkt lernen die willkürlichen Muskeln von Blase und Darm zu kontrollieren. Zu dem Zeitpunkt, an dem es volle Kontrolle über diese Muskeln hat, ist es gründlich vertraut mit der für Erwachsene üblichen Toilettenbenutzung.

Die Hauptmuskeln, die beim Toilettengang betroffen sind, sind die Schließmuskeln. Diese helfen Darm und Blase zu kontrollieren. Es sind Ringmuskeln, die eine Öffnung zusammen ziehen. Im normalen zusammengezogenen Zustand halten sie die Öffnung geschlossen. Um sie zu öffnen, müssen die Schließmuskeln sich entspannen.

Ärzte und Medizinbücher in den westlichen Ländern sagen normalerweise aus, dass die Schließmuskeln im Alter von 20 bis 24 Monaten heranreifen. Hauptsächlich auf dieser Grundlage lehnen sie das Konzept ab, vor dem Alter von einem oder sogar zwei Jahren mit dem Töpfchentraining zu beginnen. Was sie jedoch nicht erwähnen ist, dass ihre Zahl von 20 bis 24 Monaten das Extrem repräsentiert – die längste Zeit, die diese Muskeln brauchen, um sich voll auszubilden – und nicht den Durchschnitt. Sie beziehen die vielen Babys nicht ein, deren Muskeln sich vor 20 oder 24 Monaten entwickeln. Sie betrachten die Tatsache nicht, dass Säuglinge in der Lage sind, Urin und Stuhlgang auf Assoziation mit einem Signal hin loszulassen. Auch versagen sie darin, gesellschaftliche Faktoren wie Akkulturation, Unterstützung, elterliche Hingabe und Lebensstilwahl zu berücksichtigen.

Eine richtigere Feststellung ist, dass die Schließmuskeln bei regelmäßiger Übung die Entwicklung mit 12 bis 24 Monaten abschließen können, wobei 18 Monate das durchschnittliche Alter ist, in dem ein Kind sauber sein kann, aber noch manchmal erinnert werden muss und gelegentliche Unfälle vorkommen. Wie mit allem im Leben gibt es immer Ausnahmen von der Regel. Einige Babys erreichen vollständige Kontrolle, bevor sie 12 Monate alt sind, während andere länger als 24 Monate brauchen.[VAN 96]

Es gibt ein beunruhigendes Problem für die derzeitige westliche Philosophie für das Sauberwerden. Die Prämisse, dass ein Kind seinen Urin und Stuhlgang nicht kontrollieren kann, bis es mindestens 20 bis 24 Monate alt ist, bedeutet, dass ein Baby vor dieser Zeit keinerlei Muskelkontrolle über Darm und Blase hat. Das allererste Mal, wenn dein Säugling auf dein Ausscheidungssignal reagiert, wirst du bewiesen haben, dass diese Theorie falsch ist und sehen, dass dein Säugling in der Tat einige Kontrolle über seine »Toilettenmuskeln« hat.

Sogar wenn es sich herausstellt, dass dein Kind die vollständige Kontrolle über die Schließmuskeln erst relativ spät erlangt (mit 2½ Jahren oder später), wird die TopfFit-Methode doch eine positive und in vielerlei Hinsicht nützliche Erfahrung sein. Die Reduzierung von Windeln, besonders von Wegwerfwindeln, reduziert beispielsweise auch die Wahrscheinlichkeit einer Harnwegsinfektion. »Babys sind besonders anfällig für Harnwegsinfektionen, weil der Stuhl in ihren Windeln Bakterien in die Harnröhre (die Röhre, die den Urin von der Blase aus transportiert) schleusen kann. Mädchen bekommen öfter Harnwegsinfekte als Jungen, weil ihre Harnröhre kurz und gerade ist und einen leichten Weg für

Bakterien bietet, um in die Blase, die Harnleiter und – in seltenen, ernsteren Fällen – die Nieren einzudringen.«[NAT 02, S.107]

Ärzte, Kinderärzte und Krankenschwestern, die Länder besuchen, in denen das Abhalten von Säuglingen die Norm ist, haben normalerweise eine positive Meinung über diese Methode, wenn sie sich die Zeit nehmen, Praktizierende zu treffen, zu beobachten und mit ihnen zu sprechen. Neugierigen und skeptischen Besuchern in diesen Gegenden wird man höflich und unmissverständlich sagen, dass Babys im Alter von 6 bis 15 Monaten zufriedenstellend sauber sind. Eltern werden lächeln oder lachen, wenn du versuchst, sie von etwas anderem zu überzeugen.

Einige Ärzte, die ins Ausland reisen und dort Familien beobachten, die diese Methode nutzen, sind davon überzeugt, dass sie nur in fremden Kulturen und Situationen funktionieren kann. Dies würde bedeuten, dass westliche Menschen nicht in der Lage sind, mit ihren Babys zusammen zu arbeiten und nicht die notwendige Zeit mit ihren Babys verbringen möchten. Der Fehler dabei ist, dass es tatsächlich westliche Familien gibt, die dieser Methode die benötigte Zeit widmen möchten.

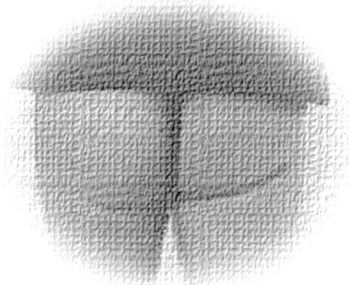

Umwelt und Windeln

Vielleicht vergeht kein Tag, an dem uns nicht irgend eine beängstigende Welt-untergangsstatistik über die Umwelt vorgeführt oder in unsere verschmutzten Rachen gestopft wird. Alles, scheint es, ist schlecht für uns, schlecht für unsere Gesundheit, schlecht für die Welt, schlecht für die Atmosphäre und schlecht für … unser Baby!

Nun ist die Auswahl der Methode für das Sauberwerden sicherlich keine Fra-ge von Leben und Tod, aber es gibt doch bedenkenswerte Konsequenzen, die über die Bequemlichkeit hinausgehen. Viele bewusste Familien fühlen sich als erstes durch die TopfFit-Methode angesprochen, wenn sie hören, wie vernünf-tig und wohltuend sie für die Umwelt ist. Das Wichtige hierbei ist: »Du kannst etwas bewirken.«

Ein durchschnittliches Baby braucht 6000 bis 8000 Windeln bis zu dem Zeitpunkt, an dem es auf herkömmliche Art sauber und trocken ist – und die Menge nimmt bei Familien, die das Sauberwerden länger und länger aufschie-ben, noch zu. Es ist nicht ungewöhnlich, bis zu 10000 Windeln pro Kind zu benutzen. Welche Art von Windeln man auch immer benutzt, unglaubliche Mengen von Rohstoffen werden benötigt, um sie herzustellen oder zu reinigen und sie zu entsorgen.

Obwohl es in einiger Hinsicht bequemer sein mag, für zwei bis vier Jahre konventionelle Wickelmethoden zu nutzen, können die nachteiligen Effekte von »Vollzeit-Windeln« (seien es Wegwerf- oder Stoffwindeln) auf die umwelt nicht verleugnet werden. Indem du den Gebrauch von Windeln reduzierst oder eliminierst, kannst du persönlich die natürlichen Schätze schonen und die Um-weltverschmutzung verringern.

Wasser

Enorme Mengen von Wasser werden erhitzt und benutzt, um folgende Dinge zu reinigen:
• Stoffwindeln
• Schmutzige Babyhintern, Hände, Beine und andere Körperteile

- nasse/schmutzige Babykleidung, Bettbezüge, Handtücher, Matratzenbezüge
- Hände des Betreuers nach dem Wickeln

Durch die Reinigung von Stoffwindeln und die Herstellung von Wegwerfwindeln wird Wasser verschmutzt. Wenn man Wegwerfwindeln die Toilette hinunter spült, verstopft das die Kanalisation, schafft jedes Jahr Tonnen von zusätzlichem Klärschlamm und verschwendet große Mengen von Wasser.[MAC 90]

Bäume

Mehr als eine Milliarde Bäume gehen jährlich in die Herstellung von Wegwerfwindeln.[LAM 90] Man braucht den Faserstoff eines Baumes, um 500 bis 1000 Wegwerfwindeln zu produzieren.[VAL 90] Bei dieser Rate kannst du 10 bis 20 Bäume pro Kind erhalten, indem du die TopfFit-Methode anwendest.[MAC 90]

Hersteller von Wegwerfwindeln behaupten, dass der Baumbestand sich ihretwegen eigentlich erhöhen würde. Die Tatsache, dass Forstwirtschaft profitabel ist, ermutigt die Pflanzung und das sorgfältige Management von mehr und mehr Bäumen, während die Nachfrage steigt. Dies, so sagen sie, führt dazu, dass mehr Bäume gepflanzt als abgeholzt werden. Keine seltenen oder gefährdeten Baumarten werden benutzt, um Wegwerfwindeln herzustellen.[RIC 99]

Mülldeponien

Niemand denkt zweimal darüber nach, einen Berg aus einer Mülldeponie zu machen. Und das scheint überall in der westlichen Welt so zu sein, besonders in den Vereingten Staaten. Obwohl die Statistiken sich unterscheiden und es keine Möglichkeit gibt, exakte Zahlen auszumachen, muss es sogar vollkommen an der Umwelt desinteressierten Menschen klar sein, dass Wegwerfwindeln viel Raum in Mülldeponien einnehmen. Wegwerfwindeln sind das am drittmeist weggeworfene Konsumprodukt auf amerikanischen Mülldeponien (hinter Fastfood-Verpackungen und Zeitungen).[BRE 98] Die Anzahl von Wegwerfwindeln, die in einem Jahr in den USA verbraucht werden schwankt um 20 Milliarden.[VAL 90] Dies bedeutet übersetzt fünf Millionen Tonnen, die jedes Jahr in Mülldeponien vergraben werden. Die jährlichen Kosten für die Steuerzahler für die Entsorgung von Wegwerfwindeln sind derzeit etwa eine halbe Millarde Dollar.

Grundwasser kann durch Viren kontaminiert werden, die in menschlichen Fäzes und Urin aus Wegwerfwindeln weitergetragen werden. Fliegen und andere Insekten, die von den Windeln angezogen werden, können auch Viren und Bakterien verbreiten. Die am häufigsten durch Windelmüll auf Mülldeponien verbreiteten Krankheiten in den westlichen Ländern sind momentan:

- Enteroviren (Durchfall und andere Darmerkrankungen)
- Rhinoviren (Grippe, gewöhnliche Erkältung etc.)[STO 91]

In weniger entwickelten Ländern wird die Situation immer gesundheitsgefährdender. Mehr als 100 verschiedene Darmviren können mit den menschlichen Fäzes ausgeschieden werden, inklusive Hepatitis und – durch Impfungen in den Urin gelangte – Polio. Obwohl Wegwerfwindeln in den Industrieländern wesentlich mehr benutzt werden als in Drittweltländern, nimmt ihr Gebrauch in den größeren Städten vieler nicht industrialisierter Gesellschaften allmählich zu. Letztlich können Spuren des toxischen industriellen Kontaminationsstoffes Dioxin in Wegwerfwindeln gefunden werden. Dies kann schädlich für beide, Baby und die Umwelt, sein.

Biologisch abbaubar?

So genannte biologisch abbaubare Windeln werden aus auf Maisstärke basierendem Plastik, abbaubarem Gummi, Holzfasern und Seide gemacht, und sie sind chemiefrei. Biologisch abbaubare Windeln lösen jedoch nicht das Mülldeponieproblem. Unter Laborbedingungen kompostieren sie in zwei bis fünf Jahren, aber brauchen in einer Mülldeponie, aufgrund der Verdichtung und des Mangels an Sonnenlicht, Wasser und Sauerstoff viel länger (bis zu 500 Jahre).[VAL 90]Obwohl sie schneller kompostieren mögen als normale Wegwerfwindeln, benötigen sie doch denselben Platz auf den Mülldeponien, und die Gesundheitsrisiken sind die gleichen. Der einzige Weg, wie biologisch abbaubare Windeln umweltwirksam sein können, ist, sie in einem Klärwerk zu verarbeiten.

Windelservice

Windelservices sind keine besonders ökologische Lösung des Umweltproblems. In mancherlei Hinsicht gibt man durch die Nutzung eines Windelservice das Problem nur an jemand anderen weiter.

Viele der Services nutzen große Mengen toxischer Chemikalien, inklusive Chlorbleiche und anderer verschmutzender Mittel, um die Windeln so weiß wie möglich zu bekommen. Die Windeln müssen eingesammelt und verteilt werden, was Benzin verbraucht und zu Verkehrsverdichtung und Luftverschmutzung beiträgt.

Für Eltern, die wählen, einen Windelservice zu nutzen, sind hier einige positive Punkte zum Nachdenken. Auf diese Weise wird weniger elektrische Energie verbraucht, da die Windeln gemeinsam gewaschen werden.[VAL 90] Stoffwindeln können wieder benutzt werden, und dies spart Bäume. Plastik und andere unnatürliche Materialien sind in Baumwollwindeln nicht vorhanden. Einen Windelservice zu nutzen ist billiger als Wegwerfwindeln zu kaufen. Du musst keine häufigen Fahrten zum Laden unternehmen, um Windeln zu kaufen, da du nur eine bestimmte Anzahl an Stoffwindeln auf Lager haben musst. Du wirst deinen wöchentlichen Müllberg einschränken und den Müll reduzieren, der in die Mülldeponien geht. Und schließlich kannst du deine Wäsche an jemanden weitergeben und musst dich nicht selbst darum kümmern.

Na und?

Trotz der in diesem Kapitel aufgeführte Statistiken und der Tatsache, dass eine breitgefächerte Aufklärungskampgne der Umwelt sehr viel nutzen könnte, bleiben Umweltgruppen in jeder Hinsicht indifferent gegenüber der Idee, durch TopfFit Windeln zu reduzieren oder zu eliminieren. Das meiste, das eine Organisation je getan hat, war, einen kurzen Abriss über diese Methode zu veröffentlichen. TopfFit ist kein Verkaufsschlager. Es gibt keine beängstigenden oder ans Herz gehenden Bilder, die benutzt werden können, um die Bevölkerung wütend zu machen und so große Summen an Spendengeldern zu erzielen oder um den Medien zu ermöglichen, das Thema zur Sensation zu machen.

Eine andere desinteressierte Gruppe sind Elternmagazine – sogar jene, die einen natürlichen Lebensstil befürworten. Sowohl Mainstream- als auch alternative Elternmagazine finden TopfFit zu unbequem, um es auch nur den Lesern gegenüber zu erwähnen. Dazu kommt, dass den Magazinen der Mut fehlt, darüber zu schreiben und sie es vorziehen, den lukrativen »Windeldollars« aus den Werbeeinnahmen treu zu bleiben.

Auf einer individuellen Ebene mögen Eltern denken: »Na und? Wen kümmern schon diese Umweltstatistiken?« Die Windeln eines einzigen Babys scheinen keinen Unterschied zu machen. Aber wenn die Windeln von Hunderten oder Tausenden von Babys aufgehäuft, verdichtet oder gereinigt werden, ist der Tribut, den Umwelt und unsere natürlichen Rohstoffe zahlen, erschütternd. Es sind unsere Kinder und Enkel, die mit der Verschmutzung zu kämpfen haben werden, die wir machen. Wir, als verantwortungsvolle Erwachsene, sollten wann und wo immer möglich Umweltverschmutzung und Raubbau verringern. Ein effektiver Weg dazu ist, die Benutzung von Windeln einzuschränken oder zu eliminieren, indem man im Säuglingsalter, oder sobald man das erste Mal davon hört, mit dem Sauberwerden anfängt. Da Umweltgruppen sich bisher nicht für die Sache begeistern konnten und Elternmagazine nicht wagen, das Thema anzureißen, ist die individuelle Verantworung hier enorm wichtig.

Minimale Benutzung von Windeln

Teilzeit-Nutzung von Windeln ist eine der Möglichkeiten, wie TopfFit an die westliche Kultur angepasst wurde. Bis vor relativ kurzer Zeit in der menschlichen Geschichte haben Windeln oder windelähnliche Dinge fast keine Rolle in der Kinderaufzucht gespielt. Die Mehrheit der Eltern in abgelegenen asiatischen und afrikanischen Dörfern nutzt überhaupt keine Windeln. Dem gegenüber benutzen die meisten TopfFit-Eltern in westlichen Kulturen lieber Windeln, wenn Unfälle schwierig sein können – auf Reisen oder Ausflügen, wenn das Baby krank ist, nachts, falls das Baby regelmäßig ins Bett macht, oder auch ständig zwischen den Topfbesuchen, wenn das Baby körperlich noch zu klein ist, um Trainingshosen zu tragen.

TopfFit-Eltern reduzieren die Anzahl der benutzten Windeln drastisch im Vergleich zu dem, was man zum Vollzeit-Wickeln braucht. Die meisten ziehen Stoffwindeln den wegwerfbaren vor. Sie haben es lieber, wenn ihr Baby in Baumwolle oder andere Naturfasern gekleidet ist. Sie tendieren dazu, wachsamer auf Töpfchen- und Windelwechselzeiten zu achten und finden, dass sich auch viele Kinder, die Stoffwindeln tragen, ihrer Ausscheidungen bewusster sind. Einige haben herausgefunden, dass ihre Babys nachts zwar in Wegwerfwindeln pinkeln, nicht aber in Unterwäsche oder Stoffwindeln. TopfFit-Eltern bleiben wahrscheinlich mit dem Baby zu Hause oder arrangieren eins-zu-eins-Betreuung, um jemanden Verlässliches zu haben, der Baby aufs Töpfchen setzt – oder prompt schmutzige Windeln wechselt – und haben daher nicht das Bedürfnis nach den Bequemlichkeiten von Wegwerfwindeln. Sie tendieren auch dazu, zu glauben, dass die Nutzung von Stoffwindeln umweltverträglicher ist als die von Wegwerfwindeln.

Es ist wichtig zu sagen, dass die TopfFit-Methode in keiner Weise den Gebrauch von Wegwerfwindeln ausschließt, wenn Eltern sie gern benutzen möchten. Beide Windelarten sind mit dieser Methode kompatibel. Das Entscheidende ist, den Gebrauch von Windeln zu reduzieren und so bald wie möglich ganz einzustellen. Ein anderer Vorteil ist, dass TopfFit-Familien eine beträchtliche Menge Geld an Windeln, Wäsche, Wasser und anderen Kosten sparen – im Durchschnitt etwa $1500 bis $2500 pro Kind.

TopfFit-Familien sollten nicht zu hart zu sich selbst sein. Obwohl die Idealsituation wäre, Windeln von Geburt an vollkommen weg zu lassen, ist dies für die meisten weder praktikabel noch realistisch. Es ist wichtig, eine Balance zwischen der Ausscheidungskommunikation mit dem Säugling und anderen Tätigkeiten zu finden. Werde nicht so fanatisch, dass du die Perspektive verlierst. Es ist besser für dein Baby, ab und an in eine Windel zu pinkeln als mit einem verspannten und erschöpften Elternteil zusammen zu sein, das besessen ist von Töpfchenperfektion.

Stoff- oder Papierwindeln?

Es gibt auf beiden Seiten der Stoff-gegen-Papierwindel-Debatte überzeugende Argumente. Hersteller und Vertreiber präsentieren zwingende Gründe für die Überlegenheit ihres jeweiligen Produktes und die Unterlegenheit der Windeln des Wettbewerbers. Eltern müssen nachdenken und die Tatsachen für sich abwägen – immer in Relation zu ihren besonderen Umständen und ihrem Lebensstil – und dann eine informierte Entscheidung treffen. Es gibt Situationen, in denen Eltern es vorziehen würden, eine Art von Windeln zu nutzen, aber gezwungen sind, eine andere zu nehmen. Mach dir keine Sorgen und fühle dich nicht schuldig, wenn du nicht in der Lage bist, eine besondere Art von Windeln zu nutzen, weil es vielleicht die Gesundheit oder das Wohlergehen deines Babys gefährdet.

Einige der Hauptfaktoren, die zu bedenken sind, wenn man die Windeln auswählt, sind Kosten, Gesundheit, Bequemlichkeit und Umwelt.

Pro-Stoff- und Anti-Wegwerfwindel-Argumente

- Baumwolle ist natürlich und weich und lässt Babys Haut atmen
- Baumwollwindeln sind weit billiger in der Anschaffung als Wegwerf-windeln, da man nur ein paar Dutzend Stoffwindeln benötigt und nicht Tausende von Wegwerfwindeln. Deine Ersparnisse steigen noch, wenn die Stoffwindeln bei möglichen weiteren Kindern wieder benutzt werden.
- Bei Stoffwindeln vermeidest du chemische Gels, Farben und mögliche andere synthetische, irritierende Stoffe. Das super-absorbierende Polyacrylat (SAP) in Wegwerfwindeln absorbiert Urin und speichert ihn als Gel in der Nähe von Babys Haut. Für empfindliche Babys kann diese Chemikalie toxisch sein. Sie kann auch an Babys Genitalien kleben bleiben. Einige andere Inhaltsstofe von Wegwerfwindeln sind stark behandelte Fasern/Zellulose, Polyäthylen, Kleber, Farben und synthetische Parfüme. Auch die toxische Chemikalie Dioxin kann darin enthalten sein.[BRE 98]
- Gute Windelpraxis (Wickeln und Waschen) kann Stoffwindeln in Hinsicht auf Trockenheit und die Vermeidung von Windelausschlag den Wegwerfwindeln gleichwertig machen.
- Eltern müssen nicht wiederholt einkaufen, da sie nur eine feste Anzahl von Stoffwindeln benötigen.
- Vlieseinlagen nehmen Stuhlgang auf, so dass man nicht nach jedem großen Geschäft die gesamte Windel reinigen muss.
- Das Wort »Wegwerfwindel« verleitet Eltern dazu zu glauben, dass sie ihre schmutzigen Windeln ohne Anstrengung oder weitere Gedanken wegwerfen können, dabei braucht Babys Haut bei jedem Wickeln Reinigung, und es dauert hunderte von Jahren, bis Wegwerfwindeln auf Mülldeponien verrotten.
- Die chemische Trockenheit von Wegwerfwindeln lässt Eltern das Wickeln unter der falschen Voraussetzung »so lange es sich trocken anfühlt, ist es ok fürs Baby« aufschieben.[MIL 97]
- Das Gefühl von Trockenheit der Wegwerfwindeln verzögert das Lernen von Ursache und Wirkung und kann das Sauberwerden eines ständig gewindelten Kindes um Monate oder sogar ein oder zwei Jahre verlängern.
- Eine Baumwollwindel hat eine Reihe praktischer und babyfreundlicher Nutzungsmöglichkeiten, z.B. Benutzung als Waschlappen, Handtuch, leichte Decke, Kissen, Sonnenschutz, Lätzchen oder Spielzeug (Guckuck!).

Pro-Wegwerf- und Anti-Stoffwindel-Argumente
- Kinderkrippen verlangen normalerweise Wegwerfwindeln.
- Wegwerfwindeln sind bequemer, da man sie einfach wegwerfen und vergessen kann.
- Die Benutzung von Wegwerfwindeln reduziert die Wäsche.
- Wegwerfwindeln sind an einen schnelllebigen Stil angepasst, bei dem Eltern sich aufgrund von Arbeit oder anderen Gründen unter Zeitdruck fühlen.
- Baby fühlt sich durch die Absorption von Feuchtigkeit trocken.
- Für einige mögen Wegwerfwindeln gesünder für die Haut sein und Windelausschlag reduzieren oder eliminieren, da sie das Baby trocken halten.
- Schlechte Gerüche sind weniger aufdringlich als bei Stoffwindeln.
- Eltern können mit wenigen Windelwechseln »davon kommen«.
- Babys und Eltern wachen mit geringerer Wahrscheinlichkeit nachts auf, wenn Baby in eine absorbierende Wegwerfwindel pinkelt.
- Mit einem schweren Ausschlag wie z.B. von einer Pilzinfektion, könnten Wegwerfwindeln die einzige Möglichkeit sein, sicherzustellen, dass Baby ausschlagsfrei bleibt. Da Pilze gegen heißes Wasser und Reinigungsmittel resistent sind, können Stoffwindeln Baby immer wieder infizieren.

Windelausschlag

Der Terminus »Windelausschlag« bezieht sich auf eine Vielzahl von Ausschlägen, die in der Körperregion auftreten, die von Windeln bedeckt ist. Erbgut und Hygiene tragen ihren Teil dazu bei, ob Windelausschlag auftritt oder nicht. Die verschiedenen Typen von Ausschlag haben verschiedene Gründe, aber alle werden durch nasse Haut verschlimmert. Die Gründe sind unter anderem:
- Reibung (typischerweise dort, wo die feuchten inneren Obeschenkel aneinander reiben oder wo Gummi an der feuchten Haut reibt)
- Hautbakterien (Bakterien fangen an sich zu vermehren, sobald das Baby seine Windel oder Unterwäsche nässt oder beschmutzt)
- Irritierte Haut (typischerweise aufgrund von Hautkontakt mit Seifen, Reinigern oder Lotionen)
- Allergische Reaktionen (kann mehr als nur die Windelregion betreffen)
- Schuppenflechte (eine Hautkrankheit, die mehr als nur die Windelregion betrifft)
- Pilzinfektionen

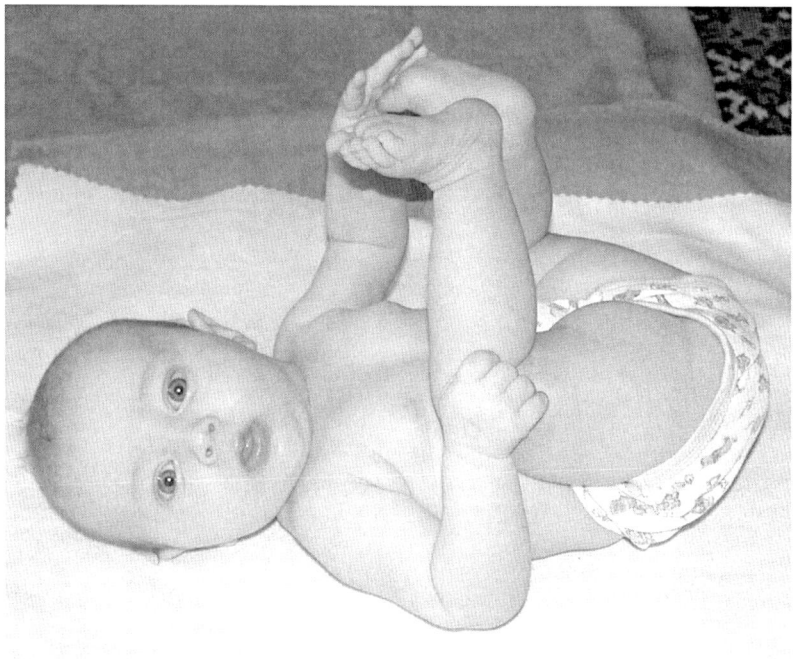

Friederike Bradfisch

Jutta, 4 Monate alt, wird nicht durch einen Windelklumpen gehindert und ist frei, ihre Füße zu erkunden.

Die meisten Eltern haben festgestellt, dass der Windelausschlag behoben werden kann, indem das Baby ab und zu »unten ohne« gelassen wird. Die Haut der Luft auszusetzen ist ein sanfter und natürlicher Weg, sie trocken und frei von irritierenden Stoffen werden zu lassen.

Windelausschlag kann ein verkappter Segen sein, wenn er Eltern dazu bringt TopfFit zu versuchen und den Babys das Geschenk der Freiheit von den Windeln gibt. Familien, die TopfFit halbwegs regelmäßig und konsequent praktizieren, erleben kaum Windelausschlag, da ihre Babys kaum in nassen oder verschmutzten Kleidungsstücken sind.

Der Windelberg-Blues

Stell dir vor, ein Säugling ist von der Entwicklung her bereit sich zum allerersten Mal umzudrehen, aber ihm wird diese Freude tage- oder wochenlang verwehrt, wann immer er in eine Windelmasse gehüllt ist. Oder ihm wird die Freiheit verwehrt, einfach seine Zehen zu ergreifen, wann immer ihm danach ist, außer während der Windelwechsel. Babys lieben es, alle möglichen Dinge mit ihren Füßen zu tun und berühren sie ständig, greifen nach ihnen, halten sie, starren sie an und spielen mit ihnen, wobei sie sie oft vor das Gesicht ziehen, wenn sie die Chance haben. Dieses frühe natürliche Verhalten muss einen Zweck haben, dennoch wird es durch die Windel begrenzt. Wie wäre es mit der Freude, sich nackt oder in einem T-shirt zu schlängeln und zu winden und sich dabei verdrehen und biegen zu können, so weit es der kleine Körper, die kleinen Gelenke und Muskeln erlauben – ohne Beschränkung? Oder diese ganze sensible Körperregion von der Taille zu den Oberschenkeln, die sonst tabu ist, zu fühlen, zu untersuchen und dort berührt zu werden.

Auch fortgeschrittenere Koordination kann erschwert werden. Eltern, die ihre Kinder für einige Zeit oder den ganzen Tag windellos lassen, berichten, dass ihre Kinder eher robben, sitzen, krabbeln und laufen als wenn sie in Windeln gewickelt wären. Indem du den Windelverbrauch reduzierst, tust du nicht nur einen Schritt zum Sauberwerden und hilfst der Umwelt. Du gibst auch deinem Babys einen Vorsprung in der körperlichen Entwicklung.

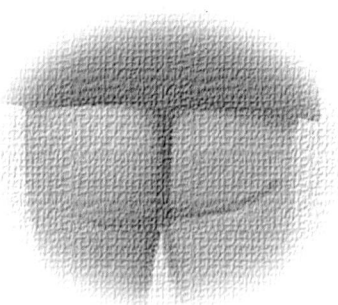

Die Mythen

Dieses Kapitel bietet eine Zusammenstellung von Antworten auf klassische Herausforderungen von »Ungläubigen«. Jeder hat eine Meinung über das Sauberwerden, und diese Meinungen werden höchstwahrscheinlich von der deinen abweichen. Freunde, Verwandte und manchmal sogar Fremde werden dir Ratschläge geben, viele davon ungefragt. Wenn sie mit dieser Methode nicht vertraut sind, werden sie sie vermutlich seltsam finden.

Es kann schwierig sein, mit Skepsis von Familienmitgliedern, Freunden und Nachbarn umzugehen. Da ist es nett zu entdecken, dass man nicht allein ist! Es gibt eine wachsende Internet-Gemeinschaft enthusiastischer Mütter, die dir gern Inspiration anbieten und ihre Weisheit und Erfahrungen mit dir teilen werden. Du kannst auch Mitglied in einer lokalen TopfFit-Spielgruppe werden – oder eine gründen. Vielleicht bist du in der Lage, Unterstützung und Ermutigung von Verwandten zu finden, die mit dem Sauberbleiben vertraut sind. Es ist überraschend, wie viele Immigranten und Großeltern mit dieser Methode vertraut sind. Wenn man mit Leuten spricht, die selbst ihre Erfahrungen teilen können, ist das wie eine frische Brise. Aber falls du auf Negativität und Widerstand stößt, magst du es erst einmal hilfreich finden, über Wege zu lesen und nachzudenken, wie man Mythen und Gerüchte entzaubern kann.

»Es geht um ›Töpfchen-trainierte‹ Eltern«...

Dieses Argument impliziert, dass das Baby nichts mit TopfFit zu tun hat. Tatsache ist, dass ein Baby ein wenig Kontrolle über Wasserlassen und Stuhlgang hat und dass diese Fähigkeit sich mit Hilfe einer aufmerksamen Betreuungsperson über die Monate verbessert, bis völlige Schließmuskel-Kontrolle erreicht wird.

Bedeutet die Tatsache, dass ein Baby sich nicht selbst füttern kann, dass wir es nicht füttern sollten? Bedeutet die Tatsache, dass ein Baby sich nicht selbst anziehen kann, dass wir es nicht in saubere Kleidung hüllen sollten? Bedeutet die Tatsache, dass ein Baby sich nicht selbst die Windeln wechseln kann, dass wir es nass und schmutzig lassen sollten? Die Antwort auf diese und ähnliche Fragen ist natürlich nein. Warum dann sollten wohlwollende Eltern kritisiert werden, wenn sie die Ausscheidungskommunikation nutzen und auf die Ausscheidungsbedürfnisse ihres Babys schon in einem relativ jungen Alter liebevoll eingehen?

Neugeborene und Säuglinge können nicht unabhängig von ihren Betreuern betrachtet werden, denn ohne diese würden sie nicht überleben. Die Tatsache, dass das Sauberbleiben nicht überlebensnotwendig ist, heißt nicht, dass es keine Vorteile bringt.

»Es ist nur eine Frage des Trefferglücks«...

Einige werden argumentieren, dass es bei der TopfFit-Methode eigentlich nur darum geht, Babys Ausscheidungen rechtzeitig aufzufangen und dass dies nur Glückssache ist. Tatsächlich ist das ein Teil der Rechnung, zumindest am Anfang, aber mit Sicherheit nicht die ganze Gleichung. Wenn du früh genug anfängst, wird Baby sich seiner Körperfunktionen bewusst sein und bleiben. In den ersten paar Tagen oder Wochen, während ihr lernt euch gegenseitig zu verstehen, mag es sehr wohl eine Frage der »Trefferquote« sein, seine Ausscheidungen aufzufangen. Aber wenn du einmal mit seinem Timing, seiner Körpersprache und seinen Signalen vertraut bist, und wenn es deine Zeichen mit der Funktion der Ausscheidung assoziiert, wird es mehr und mehr darum gehen, rechtzeitig für dein Baby da zu sein.

»Es ist zu unannehmlich«...

Einige Amerikaner [und Europäer, Anm. d. Übers.] fallen in eine Fast-Food-Mentalität, wenn es darum geht, Kinder groß zu ziehen – und besonders in Hinsicht auf das Sauberwerden. Sie wollen es schnell, sie wollen es jetzt, und sie wollen, dass es leicht ist; andernfalls wählen sie die Option, es so lange wie möglich aufzuschieben. Nun, da Wegwerfwindeln saugfähiger als je zuvor sind und durch superabsorbierende Gels den Babys das Gefühl von Trockenheit im Augenblick des Wasserlassens geben, schieben die Amerikaner [und Europäer, s.o.] das Sauberwerden noch weiter auf. Kindergärten sind voll mit drei- und vierjährigen Kindern, die nicht einmal angefangen haben sauber zu werden, und Wegwerfwindeln gibt es inzwischen bis Größe 6.

Jedes Mal, wenn ein Baby käckert und oft, wenn es pinkelt, muss etwas getan werden. Eltern können dieses »Etwas« unmittelbar vor dem Ereignis tun oder irgendwann danach. In jedem Fall erfordern die Ausscheidungen Aufmerksamkeit, Zeit und Energie. Es ist eine Frage der persönlichen Vorlieben, wie Eltern sich entscheiden, mit dieser Situation umzugehen.

Wenn Menschen aus den Industrieländern zum ersten Mal von TopfFit hören, ist ihre Reaktion geprägt von Unglauben und Missbilligung. »Das ist einfach zu aufwändig!« ist eine verbreitete Entschuldigung. Glücklicherweise ist es nicht allen Eltern wichtig, ein möglichst »pflegeleichtes« Baby zu haben. Lass dich nicht von Menschen, die sich dafür entscheiden, das Sauberwerden aufzuschieben, überzeugen, das auch zu tun.

»Es geht nur um die Annehmlichkeit für die Eltern«...

Manche Menschen glauben, dass es lediglich für die Eltern und Betreuer bequemer sei, wenn sie dem Baby helfen seine Windel nicht nass oder schmutzig zu machen, und dass es »viktorianisch und repressiv« sei. Die Leser dieses Buches werden feststellen, dass nicht einer der Erfahrungsberichte über die Topf-Fit-Methode als einer »bequemen« Methode spricht, und dass diese Behauptung auch sonst in diesem Buch nicht aufgestellt wird. Es ist wiederholt betont worden, dass Eltern und Betreuer hingebungsvoll, eifrig, geduldig und fleißig sein müssen um mit dem Baby eng zusammen zu arbeiten. Zugegeben, Mütter wissen es zu schätzen, keine Windeln säubern zu müssen, aber es ist auch wohltuend für das Baby, da es weit hygienischer und angenehmer ist, nicht in einer schmutzigen Windel zu sitzen. Außerdem mögen es viele Babys nicht, zum Wickeln hingelegt zu werden, und die »Kämpfe«, die daraus entstehen, werden über die Zeit heftiger.

Das Wort »repressiv« hat damit zu tun, etwas aus seinem bewussten Geist auszuschließen. Dieses Buch bezieht sich wiederholt auf die Stimulierung und Ermutigung von Babys Bewusstheit bezüglich seiner Ausscheidungen und auch auf die symbiotische Beziehung gegenseitigen Nutzens, die sich zwischen Baby und Betreuer entwickelt. Unabdingbare Elemente dieser nahen Beziehung sind Bonding, Intimität, Kommunikation, Sorge, Geduld und Respekt.

»Das Baby ist nicht bereit dafür«...

Das Baby ist bereit! Die westliche Medizin lehrt, dass Kinder weder physisch noch psychisch bereit sind, mit dem Sauberkeitstraining zu beginnen, bevor sie nicht mindestens 18 Monate (Europa) oder zwei bis drei Jahre (Vereinigte Staaten) alt sind. Beide missachten dabei Milliarden von Familien auf der ganzen Welt. In anderen Gesellschaften sind elterliche Kommunikation, Erwartungen, Training und Führung die Schlüssel zu Bereitschaft und Erfolg.

Man könnte argumentieren, dass Säuglinge nicht bereit sind für konventionelles Sauberkeitstraining, und das stimmt – in dem Sinne, dass ein Säugling nicht »Pipi« oder »A-A« sagen kann, nicht zum Töpfchen laufen und sich darauf setzen kann usw. Aber diese Vorbedingungen sind für Säuglinge irrelevant. Eine Mutter meinte: »Das ist, als würde man sagen, ein Baby ist nicht bereit laufen zu lernen, bevor es nicht seine Schuhe zubinden kann.«

»Es ist gefährlich«...

Wer behauptet, es sei schädlich, Säuglingen die Toilette anzubieten, hat niemals eine Familie getroffen oder sorgfältig beobachtet, die diese Methode nutzt und hat keine Ahnung davon, wie sie funktioniert. Statt dessen hat er Berichte gelesen, die sich auf eine ganz andere Art frühen Toilettentrainings beziehen.

Überdies stammen psychische Probleme von Kindern, wenn sie denn welche haben, normalerweise von ihrer allgemeinen Beziehung zu ihren Eltern oder einem Mangel an Kommunikation untereinander – eher als von einem einzelnen Aspekt oder einer einzelnen Phase.

»Es ist unmöglich«...

Wenn sie zum ersten Mal von TopfFit hören, nehmen viele an. Es wäre Schwindelei oder nur ein vorübergehender Tick. Die Verleugnung ist so stark, dass einige sich weigern, Sauberkeitsberichte zu glauben, die sie von ihren eigenen Müttern erzählt bekommen. Eine ablehnende Einstellung garantiert das Versagen. In anderen Gesellschaften wissen die Familien, dass es möglich ist. Die Kombination aus ihrer Geschichte und ihrer positiven Einstellung macht es zu großen Teilen erst möglich.

»Es dauert genauso lange«...

Ein besonders beliebtes Argument, die Familien bezüglich der TopfFit-Methode entmutigt, ist die Behauptung, das Sauberwerden dauere genauso lange oder sogar länger, wenn man in der Säuglingszeit beginnt. Dies ist bei korrekt durchgeführtem Sauberbleiben grundsätzlich falsch, insbesondere, wenn man die Jahre von Windeln und Wickeln bei konventionellem Training mit einrechnet.

Aber noch wichtiger ist: Bei TopfFit geht es nicht um Wettbewerb oder darum, in einem bestimmten Alter fertig zu werden.

»Windeln gehören zum Babysein«...

Einige Eltern haben das Gefühl, dass das Tragen von Windeln Teil des Babyseins ist und dass das Baby durch TopfFit »gedrängt wird groß zu werden«. Sie wollen, dass ihr Baby möglichst lange ein Baby ist, und das schließe die Benutzung von Windeln ein. Dies ist eine Frage der jeweiligen Vorlieben.

In der ganzen Welt wurden und werden weit mehr Babys ohne Windeln aufgezogen als mit. Babys werden mit der Möglichkeit geboren über ihre Ausscheidungen zu kommunizieren. Die Tatsache, dass einige Eltern sich dafür entscheiden, diese Kommunikation zu erkennen und darauf zu antworten, bedeutet nicht, dass ihre Babys gezwungen werden zu eilig aufzuwachsen.

Jedes Werkzeug, das die Kommunikation zwischen Baby und Betreuer verstärkt, ist wertvoll. Ein Baby, das in ein Gefäß pinkelt, ist genauso ein Baby wie eins, das in eine Windel pinkelt.

»Es ist unhygienisch«...

Die Idee Babys ohne Windel zu lassen führt einige Menschen dazu, anzunehmen, dass diese Babys im ganzen Haus herum pinkeln und käckern. Obwohl manche windelfreien Babys ab und zu drinnen Unfälle haben, bedeutet Topf-Fit nicht, dass man die Kindern ausscheiden lässt, wann immer und wo immer es ihnen gefällt.

»Es ist Ausscheidungs-Besessenheit«...

Dies ist ein weiteres lächerliches Argument, das nichts mit der Realität zu tun hat. Einmal mehr wird eine solche Argumentation aus Unwissenheit von Leuten benutzt, die sich auf eine andere Art von Säuglings-Sauberkeitstraining oder auf ihre eigenen Komplexe beziehen.

Es gibt keine »Stuhlgang-Besessenheit«. Statt dessen sind Betreuer aufmerksam und achten auf Signale des Babys um zu wissen, wann sie das Baby abhalten müssen. Mit Sicherheit ist nichts Falsches oder Besessenes daran, aufmerksam und empfänglich für Babys Signale und natürliche Rhythmen zu sein.

»Freud sagt«...

Sigmund Freuds berühmtes aber veraltetes Postulat, frühes Sauberkeitstraining führe zur Entwicklung der »analen Charakterzüge« wie übertriebener Ordentlichkeit, Reinlichkeit und Geiz, wurde nie bewiesen. Die Theorie ist gutes Futter für Klatsch, aber auch nicht mehr. Der Einfluss von Sauberkeitstraining auf die Psyche ist bestenfalls umstritten, und viele Psychologen glauben, dass Freuds Liste der Charakterzüge die Nebenprodukte anderer Erziehungsmethoden sind. In jedem Fall bezieht sich seine Theorie auf eine gänzlich andere, sehr harsche Methode des frühen Sauberkeitstrainings, die in diesem Buch nicht empfohlen wird.

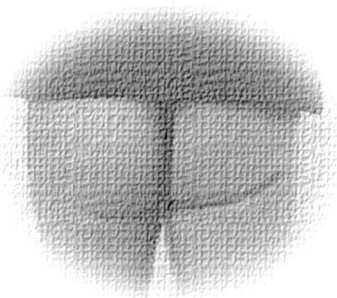

Erfahrungsberichte

Hier findest du eine Auswahl von 4 Erfahrungsberichten. Ihre ursprüngliche Länge, in der sie in meinem Buch *Infant Potty Training* zu finden sind, wurde gekürzt. Weitere detaillierte Erfahrungsberichte – nicht nur aus den Vereinigten Staaten, sondern aus vielen anderen Ländern – können in dem genannten Buch nachgelesen werden.

Eine Ärztin äußert sich

Dr. Lauri Nandyal machte 1989 ihren Abschluss an der *Medical School Cincinatti* und beendete ihre Assistentzeit als Familienärztin 1992. Vier Jahre lang, bis 1996, arbeitete sie im ländlichen Ohio als Familienärztin, wobei sie auch als Gynäkologin und demzufolge auch viel als Kinderärztin arbeitete. Lauri hat selbst drei Töchter im Alter von 8 Jahren, 5 Jahren und einem Jahr. Seit ihr drittes Kind geboren ist, hat sie ihre klinische Arbeit reduziert, um zu Hause bei ihrer Familie bleiben zu können. Und dies berichtete die Ärztin im Jahr 2000:

> Ich habe von dieser Methode des Sauberkeitstrainings nicht rechtzeitig erfahren, um sie bei meinen ersten beiden Mädchen nutzen zu können. Als Ärztin hatte ich an so etwas bisher nicht einen Gedanken verschwendet. Sogar auf meinen vielen Reisen vor der Mutterschaft bemerkte ich nichts von der Praxis des Säuglingsabhaltens. Es gehört einfach zu den Dingen, die nicht in dein Bewusstsein eindringen, bevor du nicht Kinder hast. Zudem hatten wir in der Ausbildung gelernt, dass es körperlich unmöglich ist, mit einem Säugling Sauberkeitserziehung zu machen, und das erzählen wir auch unseren Patienten. Daher überraschte mich das Konzept wirklich.
>
> Meine indische Nachbarin erzählte mir, wie ihre Kinder sauber geworden waren. Ihre Methode schloss ein, das Baby auf ihren Füßen zu halten. Nach einer Mahlzeit setzte sie sich auf den Boden oder das Bett, das Baby auf ihren Füßen oder über einer Zeitung oder Windel, und als Antwort darauf »machte« das Baby. Sie erwähnte weiterhin, dass

zumindest in den traditionelleren Familien in Indien die Mütter ihre Babys die meiste Zeit über halten oder tragen und dass die Babys keine Windeln tragen. Eine Möglichkeit, wie die Mütter trocken bleiben, ist, das Baby alle 30 bis 45 Minuten zur Toilette zu bringen und zum Pinkeln zu veranlassen. Sie halten die Babys in einer Ecke des Badezimmers oder draußen in Hockstellung und machen ein »sssss«-Geräusch, um ihnen das Zeichen für Pipi zu geben.

Neben dieser einführenden Erklärung meiner Nachbarin bestand mein Lernprozess hauptsächlich aus Lernen durch Tun. Ich fand keine Bücher darüber, bis mein Baby etwa 9 Monate alt war. Zu diesem Zeitpunkt hatte ich ein Kapitel in einem Buch über Sauberkeitstraining gelesen, in dem unter »andere Methoden« das frühe Sauberkeitstraining erwähnt, aber nicht weiter ermutigt wurde. Das war alles, was ich an Literatur dazu fand – bis ich auf Laurie Bouckes *Trickle Treat* stieß.

Da ich mich nicht wirklich wohl fühlte mit der Methode, die meine Nachbarin beschrieb, und da ich mir dachte, dass die Prozedur letzten Endes sowieso mit der Benutzung einer Toilette enden würde, entschied ich, dort von Anfang an zu beginnen. Die Position, die ich mit meiner Tochter nutze, sieht so aus, dass ich vor der Toilette hocke oder auf einem kleinen Hocker sitze. Ich stütze meine Ellenbogen auf meine Knie und halte meine Tochter sicher mit einer Hand unter jeder Armbeuge. Auf diese Weise bin ich in der Lage, ihren Kopf zu stützen, bis sie gute Kopfkontrolle hatte. Sie ist in einer Hockposition über der Toilettenschüssel. Ein Wort der Warnung: Kleine Mädchen können »schießen«, wenn sie urinieren. Wenn mein Baby nicht nach unten gerichtet ist, pinkelt sie mich und den Toilettensitz an. Ich muss sie etwas nach vorn lehnen, damit sie gerade nach unten pinkelt. Wenn sie nicht wirklich muss, kann es sein, dass sie Widerstand leistet, wenn ich versuche sie zu positionieren. Ich habe angefangen auch ihrem Wissen darüber zu vertrauen, wann sie fertig ist. Sie streckt dann ihre Beine und stellt sich aufrecht. Manchmal habe ich sie vor diesem Signal zu eilig weg genommen, nur, um das später zu bereuen. Wir benutzen zwischen den Topfbesuchen Windeln, hauptsächlich, weil ich keine Trainingshosen finden kann, die so klein sind, dass sie ihr passen. (Die kleinste Größe ist Größe 2. Ich schätze, man nimmt an, dass hier niemand Größe 1 kaufen würde, aber irgendwo müssen sie sie ja verkaufen!) Wenn meine Tochter in die Toilette macht, sage ich normalerweise »gut gemacht« oder gebe ihr einen Kuss. Ich springe nicht vor Begeisterung hoch und runter. Anfangs habe ich das getan, weil ich so überrascht war, aber jetzt bin ich etwas sachlicher, lächle nur oder sage »prima« oder so etwas. Nachts benutzen wir eine Windel um das Bett vor Unfällen zu schützen.

Ich habe damit angefangen mich zuerst auf ihren Stuhlgang zu konzentrieren und nicht auf den Urin. Ich wartete nach der Mahlzeit eine Weile – zwischen 10 und 30 Minuten – und hielt sie dann über die Toilette. Ich war fasziniert, als es das erste Mal funktionierte. Schließlich bekamen wir ihre Stuhlgang-Routine wirklich gut heraus. Seit sie etwa sechs Wochen alt ist, hat sie kaum eine Windel schmutzig gemacht, auch nicht, wenn sie wach ist.

Als Signale grunzen wir oder machen ein drückendes Geräusch, um den Stuhlgang anzuzeigen. Wir haben auch etwas Babyzeichensprache probiert. Wir halten, zwicken oder rümpfen unsere Nase als eine Art »Stinkzeichen« um sie zu fragen, ob sie muss. Für das Wasserlassen machen wir ein Geräusch wie von fließendem Wasser.

Als unsere Tochter 9 Monate alt war, verbrachten wir 3 Wochen in Indien. Mein Mann kommt aus Andhra Pradesh in Indien. Während wir dort waren, befragte ich meine Schwägerinnen zum Sauberkeitstraining von Säuglingen. Mein Mann wusste nicht, wie er als Säugling sauber geworden war. Er war das letzte von 10 Kindern und da dies sowieso nichts ist, was die meisten Väter mit ihren Kindern machen, war er mit dieser Methode nicht vertraut.

Sicher, diese Methode scheint unbequem zu sein. An manchen Tagen widme ich dem Töpfchen eine Stunde, wenn man alles aufaddiert. Es ist einfach eine Sache mehr, an die man denken muss, und unsere Gesellschaft ist zu beschäftigt, zu abgelenkt von den vielen Dingen, die getan werden müssen. Meine Argumentation ist, dass wir uns auf die eine oder andere Art und Weise sowieso mit den Hintern unserer Babys auseinander setzen müssen, und wir können es von Anfang an richtig tun oder den Prozess verschieben und das Kind später umerziehen, wenn das vielleicht eine größere Mühe ist. Wir können dieses

Muster nicht ändern, solange wir nicht wirklich den Willen haben es zu ändern. Es ist die individuelle Entscheidung einer Mutter. Ich hege keine schlechten Gefühle, wenn jemand zugibt, zu beschäftigt zu sein um dies zu tun. Ich denke jedoch, dass Eltern motivierter wären es zu versuchen, wenn mehr Menschen wirklich verstünden, welchen enormen Einfluss es auf die Umwelt hat und welchen den Schaden es bei den Kindern anrichten kann, wenn sie lange in nassen Windeln herumsitzen oder Chemikalien wie Dioxin so lange ausgesetzt sind. Wenn eine Mutter mit einem Kind mit Windelausschlag zu mir kommt, kann ich ihr als Ärztin einen kleinen Anstoß geben und empfehlen, dass das Kind in Stoff gewickelt wird oder »im Winde flattert« oder dass etwas »ganz Neues und Anderes« wie TopfFit gemacht wird. Es muss eine Motivation da sein um Verhalten zu ändern. Unsere Gesellschaft macht das nicht leicht. Papierwindeln sind einfach zu verflixt bequem – zu einem ziemlich hohen Preis.

Ich verabscheue die Geschichten über psychologische Schäden, die von der TopfFit-Methode stammen sollen. Ich habe die Kommentare von Freudschen Psychologen gelesen und denke, die Sorge wegen des Traumas hat nur mit der mit Zwang verbundenen Art zu tun, auf die frühes Toilettentraining zu Beginn des 20. Jahrhunderts durchgeführt wurde. Damals wurden die Leute dazu ermutigt, ihre Kinder an Topfstühle anzubinden und wurden wütend auf sie, wenn sie nicht machten. Natürlich war das ein schräger Ansatz. Mit seinem Kind Zeit zu verbringen und mit ihm zu spielen, auch wenn das auf einem Töpfchen geschieht, kann keinen Schaden anrichten. Selbstverständlich lasse ich mein Baby in diesem Alter niemals alleine auf dem Töpfchen. Wenn meine Tochter keine Lust mehr hat auf der Toilette zu sitzen, lassen wir es. Ich zwinge es ihr nie auf. Meine Kinder genießen es, Zeit mit mir zu verbringen, wo immer wir sind. Ich fühle sehr stark, dass diese Methode meinem Kind nicht mehr – und wahrscheinlich wesentlich weniger – Schaden zufügen kann als die konventionelle westliche Art, die ich mit meinen beiden Älteren durchgeführt habe, die ich im Alter von etwa zwei Jahren begann umzutrainieren.

Die westliche Medizin lehrt, dass es neurologisch für Babys nicht möglich ist, im Säuglingsalter sauber zu sein. Ich weiß nicht, woher diese Idee stammt. Sie scheint ein medizinisches Märchen zu sein, einfach etwas, das jemand aus seiner eigenen Erfahrung heraus weitergegeben hat. Sie kommt nicht aus einer tiefgehenden Studie über dieses Thema, die ich je gefunden hätte. Als Laie weiß man nicht, wie viel von der Medizin nur Hörensagen ist. Wir haben für nicht mehr als 30% dessen, was wir tun zufällige, Placebo-kontrollierte Doppelblindstudien. Sehr vieles in der Medizin ist eine Kunst oder eine Methode, die weitergegeben wurde. Unser derzeitiger Rat, das Toilettentraining aufgrund »neurologischer Unreife« bis zum Alter von 15 Monaten oder später zu verschieben, ist offensichtlich unwissend, wenn man sich den Reichtum gegenteiliger Beweise in kulturübergreifenden Berichten anschaut. Wem sollte man glauben, Millionen von Babys, die im Alter von 6 bis 9 Monaten trocken sind, oder den sogenannten Experten?

Die medizinische Gemeinde mag ein Wortspiel mit dir spielen und sagen, ein Säugling sei nicht bewusst kontinent oder könne nicht anhalten, sondern ließe nur rechtzeitig oder aufgrund konditionierter Reflexe los. Man kann es nennen, wie man will, die Tatsache bleibt bestehen, dass mein Kind länger trocken bleiben kann als ihre Blase zum Füllen benötigt. Sie kann es halten. Keine Frage, wenn man mit den Kindern ein oder eineinhalb Jahre wartet, bevor man mit dem Toilettentraining beginnt, werden sie eine Weile brauchen um zu verlernen, was man ihnen beigebracht hat und um die neuen Regeln zu akzeptieren. Aber wenn sie schon mit der Geburt mit einem »Kontinenzprogramm« anfangen, werden sie wissen, dass es mehr im Leben gibt als in einer Windel zu sitzen. Obwohl meine persönliche Erfahrung mit dieser Methode auf ein Kind begrenzt ist, weiß ich, dass der Rest der Welt seine Kinder nicht auf die westliche Weise trainiert. Meine Schwägerinnen haben Kinder, die im Alter von 6 Monaten Tag und Nacht trocken waren, daher weiß ich, dass unsere Babys mehr Kontrolle haben als wir denken.

Ein anderer Faktor beim Unterdrücken der TopfFit-Methode in den Vereinigten Staaten ist der Kommerz. Zu oft sind Ärzte unwissende Strohmänner eines bestimmten Markenherstellers – sei es ein Pharmakonzern, eine Babynahrungsfirma oder ein Windelhersteller. Ich bin mir sehr bewusst, wie viel meiner Ausbildung über verschreibungspflichtige Medikamente von Pharmarepräsentanten kam, die ein Produkt zu verkaufen hatten. Hersteller von Wegwerfwindeln haben alles zu verlieren, wenn Ärzte die TopfFit-Methode oder die Benutzung von Stoffwindeln empfehlen. Von Anfang an stellen Krankenhäuser Wegwerfwindeln zur Verfügung, von denen sie sagen, sie wären hygienischer als Stoffwindeln – aber alle Ärzte wissen, dass die Hände der Betreuer die wahren Übeltäter sind, wenn es um die Verbreitung von Keimen geht und dass die Windelart damit wenig zu tun hat. In den Elfenbeinturm der Medizin einzudringen ist sehr schwierig. Es ist eine wahre Herausforderung, die Art zu ändern, auf die Ärzte ihre Informationen bekommen. Jetzt, da ein Drittel der Ärzte in den USA Frauen sind, kann es sein, dass man bei diesen Themen langsam offener für den Dialog und die Umerziehung wird.

Ich denke, dass die westliche Medizin langsam die Prinzipien der TopfFit-Methode akzeptieren wird. Die Einstellungen werden offener, weil Patienten alternativere Ansätze verlangen. Gibt man diesem Thema etwas mehr Zeit und Publicity, denke ich, wird es in den Industrieländern auch willkommener werden. Es ist ein langsamer Prozess, bis wir einige der alten Wege »aussterben« lassen. Ich hoffe, wir müssen nicht warten, bis wir unter mehr Konsequenzen des Einflusses unserer »Bequemlichkeit« auf die Umwelt zu leiden haben. Wenn sich Kulturen aneinander reiben und Patienten anfangen, ihre Ärzte nach neuen Informationen zu bedrängen, werden die Ärzte empfänglicher werden. Es ist eine Revolution, die notwendig ist.

Elimination Communication – ein intuitiver Ansatz

Rosie Wilde lebt in Seattle. Sie entdeckte TopfFit, als ihr erster Sohn Dakota drei Monate alt war. Dakota war mit 22 Monaten sauber. Mit der Geburt fing sie bei ihrem zweiten Sohn Ian an, der zum Zeitpunkt, an dem dieses Interview 2002 auf den neuesten Stand gebracht wurde, 14 Monate alt war. Rosie hat eine Webseite zu diesem Thema, das sie *Elimination Communication* [Ausscheidungskommunikation, Anm. d. Übers.] (»EC«) nennt und hat über ihre Webseite viele Familien mit ihrer harten Arbeit und ihrem Enthusiasmus in dieses Thema eingeführt.

Erster Sohn...

Mein erster Sohn war drei Monate alt, als ich über diese Methode stolperte. Ich surfte im Internet herum und fand einen Artikel über Ausscheidungstraining im Säuglingsalter. Ich las einen Teil davon, aber ich fand es so aufregend, dass ich den Computer ausschaltete. Meine Aufregung entstammte meiner Skepsis darüber, ob ich in der Lage sein würde, dies innerhalb der Beschränkungen unserer Kultur durchzuführen. Meine Neugierde siegte, und ich schaltete den Computer wieder an und las weiter. Bevor ich den Artikel zuende gelesen hatte, stand ich auf, ging zu Dakotas Wickeltisch, nahm ihm die Windel ab und sagte: »Wir werden etwas anderes probieren. Wenn du pinkeln oder käckern musst, versuche es mich wissen zu lassen. Ich werde versuchen dich zu verstehen. Wenn ich es nicht begreife, versuch es mir anders zu sagen. Wir werden beide Fehler machen. Wir werden dies eine Stunde lang probieren und sehen, wie es sich anfühlt.« Ich ging zum Computer zurück und las den Rest des Artikels. Bevor ich fertig war, zuckte er, verdrehte sich und grunzte ein bisschen. Ich brachte ihn zum Badezimmer, und er käckerte für mich. Von jenem ersten Tag handhaben wir es so, bis er mit 22 Monaten sauber war.

Ungefähr während des ersten Monats trug ich ihn mit einem Moltontuch unter dem Hintern herum, bis ich seine Signale gelernt hatte. Bis er 4 Monate alt war, hatte ich immer einen kleinen Eimer in dem Raum, in dem wir uns befanden, aber dann begann er es mich früh genug wissen zu lassen, so dass ich ihn zum Badezimmer bringen konnte. Er machte lieber im Bad, wo er uns die Toilette benutzen sah, und weigerte sich bald den Eimer zu benutzen.

Wir hatten über die Monate variierende Erfolgsgrade, abhängig von seiner Stimmung. Er war ein Kind mit sehr starken Bedürfnissen. Zeitweilig war er damit beschäftigt zu zahnen oder eine neue Fähigkeit zu lernen und achtete nicht auf seine Ausscheidungen. Es gab einige schwierige Tage, an denen wir beinahe jedes Pipi und jeden Stuhlgang verpassten. Egal, was geschah, es blieb immer eine gemeinschaftliche Anstrengung von uns beiden, und ich lernte Fehler nicht zu fürchten. An manchen Tagen trafen wir den Topf in 90 % der

Fälle, an anderen nur zu 75 %. In jedem Fall waren wir die ganze Zeit verbunden, und ich liebte es.

Mit meinem Sohn fand die Kommunikation oft auf telepathische Weise statt. Das bedeutet, dass ich auf ihn eingestellt sein musste. Es mag sich seltsam anhören, aber ich hörte oft das Wort »Pipi« in meinem Geist, wenn er mal musste. Es war sehr klar. Wann immer ich diese Kommunikation empfing, brachte ich ihn zum Badezimmer und er erleichterte sich. Normalerweise kommuniziere ich nicht telepathisch, deswegen war es sehr schwierig für mich, dem zu vertrauen.

Mein Mann hatte dasselbe Erlebnis mit dem Hören von »Pipi« im Geist. Als Dakota älter wurde, half uns meine gute Freundin Alice dabei, ihn zu betreuen, und auch sie erlebte das Gleiche. Sie hörte das Wort »Pipi« im Kopf, brachte ihn zur Toilette und er machte für sie. Für Leute, die sich fragen, ob Babys telepathisch sind oder nicht, haben wir diese Beweisanekdote, dass sie es sind!

Die Kommunikation mit meinem Sohn war nicht nur telepathisch in dem Sinne, dass ich ein Wort hörte, sondern ich merkte schließlich, dass ich sie auch in meinem Körper fühlte. Dakota signalisierte mir auf mehrere andere Arten. Ich hatte die besten Resultate beim Lesen seiner Signale, wenn er im Tragetuch war und ich entspannt an die ganze Sache heran ging. Ich machte das »pss pss«-Geräusch in dem Versuch, ihn dazu zu bringen, dass er mir rechtzeitig durch Lautäußerungen signalisierte. Er begann etwa im Alter von 7 Monaten dieses Geräusch zu machen, aber nur, wenn wir draußen in der Öffentlichkeit waren. Als Signale brüllte er auch (»Mama, Mama!«), weinte (normalerweise nur, wenn er mit einer vollen Blase erwachte), krabbelte zur Badezimmertür und sah mich an. Die Male, bei denen ich verpasste ihn ins Bad zu bringen, waren, wenn ich nicht konzentriert war – mit jemandem sprach oder las oder auf andere Art und Weise nicht auf ihn eingestimmt war.

Als er anfing zu rutschen und zu krabbeln, wurden die Dinge etwas verwirrend. Er pinkelte viel auf den Fussboden, ohne irgendwelche Zeichen zu geben. Wir begriffen, dass der Druck auf seinem Bauch und seiner Blase es schwierig machte, seine Blase zu kontrollieren. Wir legten ihn während dieser Phase auf eine Matte. In derselben

Art geschah es manchmal, dass er auf seinem Bauch spielte, darum bat, zum Bad gebracht zu werden, und wenn wir dort waren, geschah nichts. Ich denke, dass der Druck auf seinem Bauch reduziert wurde, wenn wir ihn hoch hoben, so dass er nicht länger den Drang zu pinkeln verspürte.

Grundsätzlich waren die einzigen Zeiten, in denen er eine Windel trug, wenn ich ihn zum Einkaufen mitnahm. Ich bat ihn immer mich wissen zu lassen, wenn er muste und versicherte ihm, dass ich ihn zu einem nahe gelegenen Platz bringen, seine Windeln entfernen und ihn abhalten würde. Wenn wir eine halbe Stunde später nach Hause kamen, war seine Windel trocken. Dies war ein Baby, das normalerweise alle 10 Minuten pinkelte. Das sagte mir von Anfang an, dass er die Fähigkeit hatte anzuhalten, wenn er wollte – zumindest bis zu einem bestimmten Punkt.

Im Alter von 7 Monaten hatte er recht gute Kontrolle. Wir mussten ihm für den halbstündigen Ausflug zum Lebensmittelladen keine Windel mehr anziehen. Als er 9½ Monate alt war, sagte er mir immer, wenn er musste – es sein denn, er zahnte, war beschäftigt oder in einer »Widerstands-Phase«, in der er Nein zu allem sagte. Mit 11 Monaten pinkelte er nur noch etwa ein Mal pro Stunde, und wenn wir draußen waren oder im Auto fuhren, war er großartig darin, mir verbal zu signalisieren. Mit 14 Monaten kümmerte er sich allein um seinen Stuhlgang. Natürlich musste ich seinen Hintern abwischen, aber er ging zum Töpfchen und setzte sich allein darauf. Manchmal sagte er »Kaka«, um mich zu rufen, damit ich kam und mich neben ihn setzte.

Etwa im Alter von 11 Monaten ging Dakota durch eine wirklich intensive, 6 Wochen dauernde Töpfchenstreik-Phase. Er hörte auf zu signalisieren, und wenn wir ihn für das Pipi zum Waschbecken brachten, bog er seinen Rücken durch und kreischte. Während dieser Zeit zogen wir ihm Windeln an. Das war die einzige Zeit, in der er tagsüber Windeln trug. Er mochte es überhaupt nicht. Er hatte lieber einen nackten hintern oder trug Hosen, da diese weniger einschränkend waren als eine Stoffwindel. Letztendlich fand ich den Grund seines Streiks heraus: Er wollte die große Toilette benutzen anstelle des Töpfchens. Nachdem ich das herausgefunden hatte, begann er wieder zu signalisieren.

Zweiter Sohn

Mit meinem zweiten Sohn Ian fing ich mit der Geburt an. Dieses Mal bin ich sehr viel entspannter. Es ist dasselbe wie mit anderen Dingen, die du beim ersten und zweiten Kind erlebst. Du bist entspannter mit allem, wie mit dem Stillen oder wenn sie hinfallen.

Mit Ian fühlte es sich von Anfang an so an wie eine kooperative Abmachung. Es fühlte sich an wie: »Wir machen das zusammen, und wenn wir schlechte Tage haben, haben wir zusammen schlechte Tage.« Ich hatte Tage, an denen ich einfach damit nicht umgehen konnte, dann sagte ich es ihm, und wir machten eine Pause.

Wenn Ian zahnt und mich anpinkelt, denke ich nur »Oh, du kriegst einen Zahn«. Als er kleiner war, legte ich in solchen Fällen nur ein Moltontuch unter ihn und wusste, er würde am nächsten Tag wieder präsent sein. Es war genauso, als er seine Krabbellernphase durchmachte. Er brauchte lange um krabbeln zu lernen. Es dauerte ungefähr zwei Monate, und während dieser Zeit war seine Aussage »Nerv mich jetzt nicht mit Ausscheidungskommunikation!« Und gerade jetzt lernt er laufen und wir machen das Ganze nochmal.

Die Leute sagen oft: »Es ist dein zweites Baby. Bestimmt hast du gar keine Patzer mehr, wo du jetzt so gut darin bist.« Ich sage ihnen, im Gegenteil, ich mache mir keine Gedanken mehr über die Zeiten, in denen er pinkelt, während er unten krabbelt oder läuft, weil ich nicht herumsitze und mir Stress damit mache und weil ich mir darüber klar geworden bin, dass Babys, würden wir in einer ursprünglicheren Umgebung mit Lehmfußböden leben, keine Notwendigkeit hätten, zu signalisieren – und das ist der Grund, warum sie es nicht gern tun, wenn sie auf dem Boden sind oder laufen lernen. Ich widme ihm sehr viel Aufmerksamkeit, wenn er auf dem Arm ist oder wir im Bett sind, und ich vertraue darauf, dass er in den nächsten Monaten mehr und mehr zu mir kommen wird, wenn er auf dem Boden ist.

Mit Ian höre ich nicht das Wort »Pipi« im Geist, wenn er muss. Ich habe nur so ein Gefühl: »Zeit für Ian zur Toilette zu gehen«.

Ich fand diese Methode sehr einfach, weit überlegen gegenüber jeder Alternative. Es war leichter als die mechanische Arbeit des Wickelns und Windelwaschens. Ich fand es viel schöner, Zeit damit zu verbringen, mich auf meine Söhne zu konzentrieren und ihre Signale zu lesen als mich mit Windeln und Wäsche zu befassen. Zusätzlich war es noch gut für die Umwelt, kostenfrei und perfekt mit unserem Lebensstil kompatibel. Es fördert all die positiven Aspekte eines nähebezogenen Lebens mit Kindern, die ich einschließen wollte. Es passte zum Stillen, dem Eingehen auf die Bedürfnisse meiner Kinder, dem Tragen im Tragetuch und dazu, dass ich sie in der Säuglingszeit nicht mit einer anderen Betreuungsperson allein ließ.

Auf meiner Webseite vertrete ich die Ausscheidungskommunikation als Teil des evolutionären Verhaltens. Ich habe zumeist positive Rückmeldungen auf diese Seite erhalten, aber eine Dame war über die Idee ganz erregt. Ich glaube, das liegt daran, dass man sich sehr anstrengen muss, um zu rechtfertigen, dass man diese Methode nicht nutzt, wenn man an die Evolution glaubt.

Die von Rosie ins Leben gerufene Mailingliste (englisch):
http://groups.yahoo.com/group/eliminationcommunication/

Mit 10 Monaten TopfFit

Lois Baas ist eine Krankenschwester aus Holland in Michigan. Sie hat einen Abschluss vom Calvin College. Ihr Mann, Craig, hat einen Abschluss in Psychologie. Lois hat ihren Beruf aufgegeben, um als Mutter zu Hause zu sein. Sie traf eine bewusste Entscheidung, Stoff- statt Papierwindeln zu benutzen, nicht wissend, dass noch eine bessere Option zur Auswahl stand, bis sie einen kurzen Artikel über »Töpfchen-Untraining« las. Darin gab es wenig Rat, wie man es macht, aber genug Informationen, um sie zu einem Versuch zu inspirieren. Ihr Sohn reagierte beeindruckend auf die Hingabe und die nahe Kommunikation mit seinen Eltern und auf ihre Aufmerksamkeit gegenüber seinen Ausscheidungsbedürfnissen. Sehr zu ihrer Überraschung und Freude war Zachary mit 10 Monaten »topffit«. In diesem Alter erfüllte er die Kriterien, die durch die asiatische und afrikanische Definition von »sauber« identifiziert werden, d.h. er war im Wesentlichen unfallfrei und hatte gute Kommunikationsfähigkeiten, die ihm gestatteten, seine Bedürfnisse seinen Eltern mitzuteilen. Es folgt ihre beeindruckende Geschichte aus dem Jahr 2002, als ihr Sohn 2½ Jahre alt war. Denk daran, dass es im Westen die Ausnahme ist, so früh fertig zu sein und erwarte nicht dieselben Resultate. Bitte sei nicht entmutigt, wenn dein Baby sehr viel länger braucht.

Von Geburt an trug unser Sohn tagsüber Stoffwindeln mit Synthetik-überhosen und nachts Wegwerfwindeln. Als ich mit dieser Methode begann, ließ ich zunächst tagsüber die Überhosen weg und begann nachts Stoffwindeln mit Überhosen zu nutzen. Auf diese Weise konnte ich leicht identifizieren, wann er pinkelte, da die Stoffwindel offensichtlich nass war. Ich ersetzte die Windel zwischen den Toilettenbesuchen und wechselte sie pflichtbewusst, wenn irgendein Zeichen von Nässe am Tag auftauchte.

Das erste Mal, als ich versuchte, Zachary abzuhalten, machte er! Das war sehr ermutigend und gab mir den Anreiz, diesen Ansatz weiter zu verfolgen. Zachary hatte schon gute Rücken- und Halskontrolle, und ich positionierte ihn auf die Erwachsenentoilette und lehnte ihn gegen mich selbst, während ich hinter ihm saß (oder manchmal stand) und wir vom Spülkasten weg guckten. Ich wollte, wenn möglich, nicht angepinkelt werden! Wenn er machte, sagte ich »Pipi«, und es dauerte nicht lange, bis das Positionieren und dieses Wort alles waren, was er brauchte. Schließlich war alles, was ich tun musste, ihn zu positionieren, und er wusste, dass er machen konnte.

Sein Stuhlgang war leicht zu identifizieren, da Zacharys Zeichen offensichtlich waren. Er grunzte und zog Grimassen, und sein Gesicht lief rot an. Wenn ich das beobachtete, brachte ich ihn zur Toilette und positionierte ihn wie beim Pinkeln, und während er machte, gab ich ihm unser verbales Zeichen. Zu Hause war das Positionieren auf seine klaren Zeichen hin das einzige, was nötig war. Bei seltenen Gelegenheiten, wenn er weitere Anleitung brauchte oder nicht zu Hause war, war das verbale Zeichen ganz praktisch. Mit 10 Monaten gab er Handzeichen und andere Zeichen (die später erwähnt werden) für das Töpfchen.

Pipi aufzufangen war eine Zeit lang ziemlich schwierig. Es schien nur zufällig zu sein, da Zachary dabei für einige Zeit keine offensichtlichen Zeichen gab. Wenn ich zurück schaue, glaube ich, dass ich mich nach und nach auf eine Art von Timing einstellte, während ich seinen anatomischen Zeichen (leichtes Zusammenziehen des Hodensacks und

Verlängerung des Penis) – besonders vor einem ausstehenden Pipi – gegenüber bewusster wurde. Wenn ich ein Pipi verpasste oder Zachary während dessen bemerkte, gab ich das verbale Zeichen »Pipi«, entfernte seine Windel und positionierte ihn auf der Toilette, um zu verstärken, wo man macht. Als er noch mehr Kontrolle bekam, hörte er dann auf zu pinkeln und wartete, bis ich ihn auf die Toilette gesetzt hatte, bevor er zu Ende pinkelte. Anfänglich förderte ein Strom warmen Wassers aus einer Spritzflasche zwischen den Beinen oder ein laufender Wasserhahn ein ausstehendes Pipi und half ihm zu entspannen, während er begann zu lernen. Manchmal halfen andere Ablenkungen wie ein Besuch seines Dalmatiners oder seines Papas. Oft war es genug, etwas sitzen zu bleiben, während Zachary mich hingerissen ansah und ich seinen Blick lächelnd erwiderte.

Ich glaube, er lernte die Antwort seines Körpers auf die Entspannung mit meinem Zeichen »entspann dich« zu assoziieren, als wir die oben beschriebene Methode durchführten. Das war kein beabsichtigtes Training, aber es erwies sich als förderlich für den Prozess. Wenn Zachary je zappelig wurde oder signalisierte, dass er von der Toilette hinunter wollte, indem er sich durchbog oder versteifte, nahm ich ihn von der Toilette und behielt ihn ohne Windeln im Arm. Ich fand die Zeiten heraus, in denen er noch nicht musste. Aber bei seiner großartigen Frequenz sah ich voraus, dass er bald müssen würde und kehrte 5 bis 10 Minuten später zum Bad zurück, um es noch einmal mit Erfolg zu versuchen. Das half mir wahrscheinlich dabei, seine Zeitintervalle zu entdecken und half ihm ein bisschen Kontrolle zu lernen, während er darauf »wartete«, es noch einmal zu versuchen.

Zwischen 5 und 6 Monaten begann er, sehr zu meiner Freude, mit Grunzen zu kommunizieren. Das funktionierte gut, bis er anfing, diese neue Form der Kommunikation zum Signalisieren anderer Dinge zu nutzen (z.B. Stillen, Aufmerksamkeit oder zum Üben neu gefundener Laute). Während dieser Zeit wurde ich unsicher und brachte meinen Sohn öfter als nötig zum Badezimmer. Man kann sich leicht die falsche Vorstellung machen, dass all das eine perfekte Routine wird und nicht eine Entwicklung der Kommunikation. Ich fand bald heraus, dass andere Mütter dasselbe durchmachten und dass es am besten war, einen

Schritt zurück zu treten und zu entspannen. Zu der Zeit ungefähr entdeckte ich auch das, was ich ein »Warn-Pipi« nannte. Ich kontrollierte die Windel meines Sohnes, wenn ich mir nicht sicher war, ob er signalisiert hatte und fand einen warmen nassen Fleck. Das brachte mich dazu, ihn zum Bad zu bringen, wo er anfing, eine große Menge zu pinkeln, nachdem er geduldig gewartet hatte, bis ich seine Windel entfernt und ihn positioniert hatte. Das war eine faszinierende Entwicklung in der Kommunikation während dieser Phase, in der ich mich selbst in Frage stellte. Es bestätigte auch, dass er wirklich in diesem jungen Alter Kontrolle entwickelte!

Bald begannen sich andere Zeichen zu zeigen. Zachary signalisierte visuell, indem er winkte oder mich flehend ansah. Wenn ich »den Blick« sah und beantwortete, indem ich ihn zur Toilette brachte, erleichterte er sich erfolgreich dort. Es war so ermutigend! Nachdem wir mit 6 Monaten angefangen hatten, Beikost einzuführen, stellte ich auch fest, dass er sich oft auf das »Müssen« konzentrierte oder kurz davor war zu müssen, wenn er früher als gewöhnlich das Interesse am Essen verlor. Während ich mit dieser Methode fortfuhr, stimmte ich mich mehr und mehr auf ihn ein und begann subtilere Formen der Kommunikation zu erfahren. Es »traf« mich einfach, dass er musste, und dann begann ich das mit dem zu verknüpfen, was er in dem Moment tat oder nicht tat. Ich fühlte mich so verbunden mit meinem Sohn!

Mit 8 Monaten nutzte ich mit ihm ausschließlich Trainingshosen, ohne die Kunststoffüberhosen. Dadurch stimmte ich mich noch mehr auf Zachary ein, weil ich »gezwungen« war, mich auf ihn und seine Kommunikation zu konzentrieren. Wir hatten null bis drei Unfälle pro Tag und oft einige aufeinander folgende Tage ohne Unfall. Ich begann auch eine Eieruhr zu nutzen, um mir zu helfen (auf seinem Timing basierend) bewusst zu bleiben, wann er musste. Das half mir daran zu denken, wenn ich mit anderen Dingen beschäftigt war, die mich ablenkten und die Konzentration verlieren ließen.

Um 8 Monate herum begann er zu mir zu kommen und »ma, ma, ma« zu sagen, und dann stupste er mein Bein an um auf die Toilette zu gehen oder zu stillen. Dann fing er an zum Badezimmer zu krabbeln, wenn er musste. Es gab Zeiten, in denen er seine Spielzeuge fallen ließ oder sein Spiel unterbrach, um das zu tun. Wenn ich auf dem Boden saß, krabbelte er zu mir und stupste mich am Bein oder krabbelte auf meine Knie und meinen Schoß, wenn er musste. Mit 9 Monaten beobachtete ich, wie er sich mit diesem flehenden Blick zum Badezimmer lehnte, als er sah, wie sein Vater dort hin ging, um sich zu rasieren.

Mit 9 Monaten war er in der Lage, geduldig zu warten, bis er positioniert war, bevor er »machte«. Tatsächlich schien das beinahe über Nacht zu geschehen. Auf einmal erhöhten sich die Intervalle zwischen den Topfsitzungen von 20 bis 45 Minuten auf bis zu 2½ Stunden, als er 9 Monate und eine Woche alt war.

Kurz bevor er 10 Monate alt wurde, begann er zum Badezimmer zu krabbeln und sich hoch zu ziehen, um an der Toilette zu stehen. Er öffnete auch den Deckel und klopfte auf die Brille, während er darauf wartete, dass ich ihn positionierte. Zu anderen Zeiten nahm er meine Hand, und wir gingen gemeinsam zum Badezimmer. In dem Alter fingen wir auch an ihn mit dem ASL-Zeichen für »Toilette« vertraut zu machen, indem wir das Zeichen jedes Mal machten, wenn wir fragten, ob er müsse und jedes Mal, wenn wir ihn zum Badezimmer brachten. Wenn er Anzeichen machte zu müssen, machten wir wieder das Zeichen, während wir ihn ins Bad brachten. Eine Woche, nachdem wir das Zeichen eingeführt hatten, benutzte er es. Er signalisierte sogar »Toilette«, wenn er jemand anderes spülen hörte, oder wenn jemand das Wort »Toilette« sagte. Das Handzeichen war an öffentlichen Plätzen (wie in der Kirche) entschieden hilfreich, da es eine subtile Form der Kommunikation darstellte und nur wir wussten, warum wir den Gottesdienst kurz verließen!

Nachts...

Als Zachary etwa 6½ Monate alt war, hatte ich mehr Material über diese Methode gefunden. Ich hatte gelesen und entdeckt, dass seine nächtliche Unruhe ein Zeichen für sein Bedürfnis war sich zu erleichtern. Wenn ich die Unruhe ignorierte, machte er oft im Schlaf. Wenn ich darauf reagierte und ihn wie tagsüber zur Toilette brachte, pinkelte er und kehrte schlafend zum Bett zurück, nicht länger unruhig wie vor dem Toilettenbesuch. Und so behandelte ich die Nächte:

Schritt 1 bestand darin, dass ich auf Zacharys Unruhe im Schlaf reagierte. Ob er vollkommen wach wurde oder nicht, ich brachte ihn zum Pinkeln. Er pinkelte oft (und käckerte selten einmal) im Schlaf in die Toilette, mit geschlossenen Augen an mich gelehnt, während er sich erleichterte und danach nur seufzte.

Für Schritt 2 nutzte ich Timing zusätzlich dazu, auf seine Unruhe zu achten. Wenn er im Tiefschlaf war und sich nachts nicht regte, half mir das Timing zu wissen, wann ich ihn zur Toilette bringen musste. Der Übergang zu Trainingshosen erleichterte unsere Nächte auch. Eine Weile lang zog ich ihm die Trainingshosen aus. Ich tat das, bevor ich ihn hoch nahm und zur Toilette im Badezimmer brachte, um zu kommunizieren, dass das der Grund war, warum ich in sein Zimmer kam, wenn er doch schlafen sollte.

Schritt 3 passierte um 8 bis 9 Monate herum, als er mehr und mehr von allein aufwachte, um zur Toilette gebracht zu werden, anstatt, dass ich nur auf seine Unruhe oder sein Timing antwortete. Wenn er aufwachte, hörte ich, wie sich bewegte und fand ihn auf den Knien vor – darauf wartend, zur Toilette gebracht zu werden. Er schien zu begreifen, dass Mama und Papa darauf reagieren würden, wenn er nachts aufwachte um zu pinkeln.

Schritt 4 geschah um 9 bis 10 Monate herum, als er nach uns rief und in seinem Bett aufstand, während er wartete, dass er zur Toilette gebracht wurde. Von dem Punkt an nutzten wir eine Kombination aus allen 4 Schritten, und Unfälle waren bald Vergangenheit. Mit 9 Monaten nutzte er die Toilettenbesuche manchmal als Bett-Verzögerungs-Taktik. Um das zu erreichen, rief er (oder machte mit 10 Monaten das Handzeichen), und wenn wir im Bad waren, machte er nur ein Tröpfchen Pipi.

Wenn er im Alter von 10 Monaten von allein erwachte und nach uns rief, fanden wir ihn stehend oder auf den Knien vor, und er machte das ASL-Toilettenzeichen, indem er energisch mit seiner kleinen Faust winkte.

Nachdem er sich mit 18 Monate abgestillt hatte, wachte er nachts nicht mehr auf, es sein denn, er hatte vor dem Schlafengehen etwas getrunken, das ihn dazu brachte, nachts zu müssen. Er wachte weiterhin verlässlich auf, wenn er zum Badezimmer musste. Stellt euch ein kleines Kleinkind vor, das vor dem Schlafengehen und nachts trinken kann und trotzdem trocken bleibt und von allein aufwacht, um auf die Toilette zu gehen!

Eine Mutter und zwei Babysitter

Sherri Tomlin arbeitet als Chiropractor und lebt in San José, Kalifornien. Ihr Mann, Robert Martinez, ist auch Chiropractor. Sie haben ihre eigene Praxis. Sherri hörte das erste Mal von der TopfFit-Methode, als Lucas 7 Monate alt war. Er ist jetzt 12½ Monate alt. Und dies erzählte Sherri im Jahr 2000:

Ich war in einer *Attachment-Parenting*-Spielgruppe, und eines Tages fing eine der Mütter an über TopfFit zu reden. Das erste, was ich dachte, war, dass die Frau verrückt wäre. Sie zeigte, wie die Methode mit ihrem kleinen Jungen funktionierte, und ich fand es interessant. Ich fuhr nach Hause und dachte über all die Gründe nach, warum es für mich nicht funktionieren würde: Weil ich arbeite, weil ich Babysitter benutze, weil mein Mann etwas dagegen haben könnte und so weiter. Ich hatte eine Menge Zweifel, aber das ist meine Art, Dinge zu verarbeiten, indem ich mich durch meine Zweifel arbeite.

Einige Tage später wachte ich auf, ging in die Küche und holte eine Schüssel, um zu sehen, wie sie Lucas passen würde. Ich fragte mich, ob er sie akzeptieren oder zurückweisen würde. Er war 7½ Monate alt. Mir war gesagt worden, dass 6 Monate das maximale Alter für den Beginn dieser Methode wäre, aber ich hatte auch verstanden, dass es getan werden muss, bevor die Babys sich von ihrer Wahrnehmung der Ausscheidungen abtrennen. Als Chiropractor verstehe ich, wie die Nerven und das Nervensystem arbeiten und dass es von Individuum zu Individuum extrem unterschiedlich ist, egal, was die Bücher sagen oder was die Erfahrungen anderer Leute sind. Es gibt immer Ausnahmen oder ungewöhnliche Umstände. Ich fing an, Lucas topffit zu machen, indem ich einfach eine Schüssel ausprobierte, um zu sehen, wie es damit funktionieren würde. Ich setzte ihn auf eine mittelgroße Schüssel auf meinen Schoß, da meine Freundin ihr Baby so gehalten hatte und auch, weil die Schüssel nicht stabil von alleine stand. Lucas hatte nichts dagegen, also machten wir von dem Punkt aus weiter.

Bevor wir angefangen hatten mit TopfFit, hatte Lucas nachts oft geweint. Als ich anfing aufzustehen und ihn auf den Topf zu setzen, beruhigte ihn das. Ich merkte, dass sein Weinen seine Art war, mir zu sagen, dass er nicht im Nassen liegen mochte, und auf diese Weise wusste ich sicher, dass er noch mit dem Gefühl verbunden war, dass er pinkeln musste.

Lucas hat zwei Babysitter. Die eine davon ist ein Kindermädchen und die andere eine Lehrerin, also sind sie beide sehr erfahren darin, mit Kindern zu arbeiten. Eine von ihnen hat Lucas an drei Vormittagen, und die andere nimmt ihn an zwei Nachmittagen, insgesamt also fünf halbe Tage pro Woche. Als ich sie kennenlernte, erzählte ich ihnen von TopfFit, aber sie zögerten es auszuprobieren.

Ich wusste, dass ich es mit oder ohne die Hilfe der Babysitter machen konnte. Ich verstand, dass kleine Babys den Unterschied zwischen einzelnen Personen erkennen und verschiedene Menschen auf verschiedene Weise testen. Sie machen mit Oma Sachen, die sie mit Mama nicht machen würden. Wenn die Babysitter die Methode nicht nutzen wollten, plante ich Lucas zu sagen: »Wenn du nicht bei Mami bist, mach einfach in die Windel.«

Ich gab den Babysittern ein Buch über TopfFit. Zuerst wollten sie sich dazu nicht verpflichten. Nach einigen Tagen kam eine von ihnen zu mir und gestand, dass sie es seit drei Tagen gemacht hätten. Sie sprachen jeden Abend miteinander. Sie hatten es miteinander diskutiert und beschlossen einen Versuch zu wagen.

Lucas arbeitet gut mit den Babysittern zusammen. Ich fand heraus, dass ihr ursprüngliches Zögern damit zu tun hatte, dass sie Angst hatten es nicht richtig zu machen. Sie wollten es perfekt machen. Sie sind sehr stolz auf ihren Erfolg. Sie führen ein Notizbuch für mich. Jeden Tag bekomme ich eine Seite detaillierter Notizen darüber, was am Tag passiert ist, und das schließt den Töpfchenfortschritt ein. Sie schreiben auf, wenn er ins Töpfchen gepinkelt oder gekäckert hat, oder wenn sie es verpasst haben, ihn rechtzeitig zum Töpfchen zu bringen.

Wir benutzten die kleine Plastikschüssel, bis sie eines Tages herunterfiel und zerbrach. Dann kaufte ich ein Töpfchen. Da es eine stabile Basis hat, konnte ich Lucas auf dem Töpfchen auf dem Boden sitzen lassen anstatt auf meinem Schoß. Er hatte keine Probleme darauf zu sitzen. Zuerst hielt ich immer meine Arme um ihn herum. Es war, als ob ich diejenige wäre, die ihn aus der Säuglingszeit entlassen musste und nicht er selbst.

Manchmal haben wir mehrere perfekte Tage in einer Reihe, und an manchen Tagen ist es schwierig. An schwierigen Tagen versuche ich mich darauf zu konzentrieren nicht frustriert zu sein. Ich strebe danach, die Frustration einfach zu akzeptieren und voll zu erfahren, so dass ich sie dann ziehen lassen und weitergehen kann.

Manchmal, wenn er nicht auf dem Töpfchen sitzen will, bringe ich ihn nach draußen und lasse ihn nackt umherwandern. Das scheint ihm ein wenig Freiraum zu geben, Zeit, sich mit den Dingen auseinander zu setzen, und dann kehrt er zum Töpfchen zurück. Es ist wirklich ein Tanz – ein Drücken und Ziehen. Manchmal, wenn wir tanzen, treten wir einander auf die Füße, aber die meiste Zeit haben wir Spaß damit.

Es gibt hauptsächlich drei Möglichkeiten für mich zu wissen, wann er muss. Erstens, Timing. Eine Menge basiert auf Timing; ich setze ihn nach einer Mahlzeit aufs Töpfchen oder wenn wir morgens aufstehen. Zweitens, Kommunikation. Er signalisiert mir auf verschiedene Weisen wie Grunzen, Weinen oder er krabbelt zu mir, um mich zu holen – obwohl er auch manchmal zu mir krabbelt, wenn er gerade in die Hosen gemacht hat. Ich nehme das als Zeichen, dass er sich unwohl fühlt und umgezogen werden möchte. Das dritte Element, das ich nutze, ist meine Intuition. Zum Beispiel verließ ich eines Tages das Büro. Es war spät am Tag, und ich fuhr gerade aus dem Parkplatz, als ich dachte: »Ich frage mich, ob Lucas mal käckern muss? Wann habe ich ihn das letzte Mal zum Töpfchen gebracht?« Ich hätte fast etwas getan, das ganz typisch ist für mich, nämlich zu sagen »Oh, es geht ihm gut. Ich werde es machen, wenn wir zu Hause sind.« ich fuhr fast raus auf die Straße. Das war der Moment, in dem ich merkte: »Moment mal. Das ist diese kleine Stimme in mir, die mit mir spricht.« Je mehr ich auf diese kleine Stimme höre, desto deutlicher spricht sie zu mir. Ich fuhr zurück auf den Parkplatz, stillte Lucas und setzte ihn dann hinten im Auto aufs Töpfchen, und er machte. Mein Hören auf diese kleine Stimme hatte einen erfolgreichen Ausgang.

Ich glaube, es ist wichtig, auf diese kleine Stimme zu hören. Die Zeiten, in denen ich verpasst habe, ihn rechtzeitig zum Töpfchen zu bringen und in denen ich frustriert über mich selbst bin, sind Zeiten, wenn ich am Telefon bin, die Wäsche mache oder irgendwo hinfahre. In anderen Worten, etwas lenkt mich ab, und ich höre nicht auf die kleine Stimme. Ich muss bei vielen Sachen auf diese kleine Stimme hören, nicht nur bei den Ausscheidungen.

Diese Methode ist nicht für jeden, aber die Leute sollten wenigstens wissen, dass es eine brauchbare Option ist. Wenn es sich für sie richtig anhört, werden sie es versuchen. Wenn sie es versuchen, werden sie Erfolg haben oder auch nicht. Wenn sie Erfolg haben – großartig! Wenn nicht… kein Schaden angerichtet, aber es ist mit Sicherheit einen Versuch wert!

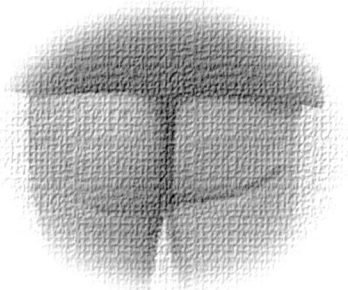

Kulturübergreifende Studien

Jede Gesellschaft hat gewisse Richtlinien, wie man mit Neugeborenen umzugehen hat, welche Vorsichtsmaßnahmen zu ergreifen sind und was von einem Baby zu erwarten ist. Verschiedene Menschen in aller Welt haben verschiedene Erwartungen, Trainingsmethoden und Zeitrahmen. Das Alter, in dem Mutter und Gesellschaft erwarten, dass ein Baby bestimmte Fähigkeiten lernt, kann ihre Art des Umgangs mit dem Baby beeinflussen. Erwartungen, Training und die Behandlung des Säuglings bestimmen das Lerntempo.

Die meisten amerikanischen und europäischen Eltern glauben, dass Verhaltensweisen wie das Beibehalten ständigen Körperkontakts, Stillen nach Bedarf und die prompte Reaktion auf Weinen ein Kind verwöhnen. In den westlichen Ländern wird viel Wert darauf gelegt, unabhängige Kinder zu erziehen. [LEV 80] Tatsächlich ist der größte Unterschied zwischen den westlichen Methoden der Erziehung und der Erziehung in vielen anderen Teilen der Welt das Maß engen körperlichen Kontakts zwischen Mutter und Baby. In den meisten ländlichen Gegenden der Entwicklungsländer werden Säuglinge:

- spontan zu Hause geboren (manchmal in einer Klinik) und sofort von der Mutter oder einer Betreuungsperson gehalten
- während der nachgeburtlichen »Babyflitterwochen«, die – oftmals in Abgeschiedenheit – 7 bis 80 Tage dauern, eng an ihre Mutter gebunden
- in ständigem körperlichem Kontakt mit Mutter oder Betreuer gehalten, bis sie laufen
- die meiste Zeit des Tages gehalten oder getragen
- die ganze Nacht im Bett, auf einer Matte oder einer Liege neben der Mutter gehalten
- nach Bedarf ein bis vier Jahre oder länger gestillt
- sofort getröstet und niemals weinen gelassen
- niemals allein gelassen
- selten diszipliniert oder bestraft
- grundsätzlich nicht gewindelt (außer in einigen wohlhabenden Familien unter Benutzung natürlicher Materialien)
- nicht gedrängt sauber zu werden.

Eine weitere Komponente dieser hegenden Kulturen ist die lockere und entspannte Einstellung den Ausscheidungen des Säuglings und dem Toilettentraining gegenüber. Obwohl der Geruch von Stuhlgang unangenehm sein kann, gibt es keine hysterisch negativen Gefühle gegenüber den Exkrementen. Im Vergleich dazu finden westliche Menschen oft, dass der Umgang mit den Ausscheidungen abstoßend und »eklig« ist. Einige lehnen Kinder ab, weil sie Schmutz machen oder bestrafen sie sogar dafür.

Seit dem späten 20. Jahrhundert haben mehr und mehr westliche Familien eine Reihe der sanften Praktiken angenommen, die in diesem Buch erwähnt werden – Praktiken wie Babytragen, Schlafen als Familie, schnelle Reaktion auf Weinen und Stillen nach Bedarf. Gleichzeitig gibt eine Reihe von Familien in der Dritten Welt die traditionellen Wege auf und tauscht sie gegen einige der westlichen Gebräuche ein, wie Flaschenfüttern, frühes Abstillen, Windeln und das Alleinlassen des Babys in einer Wiege oder anderswo. Hauptsächlich geschieht dies in den wohlhabenden und gebildeten Familien, aber es gibt Ausnahmen.

Drei Länder, in denen TopfFit noch allgemein verbreitet ist, sind China, Indien und Vietnam. Kurze Erfahrungsberichte aus allen drei Ländern findest du unten. Für Leser, die daran interessiert sind, mehr über TopfFit in anderen Kulturen zu erfahren, sind in dem Buch Infant Potty Training ungefähr 150 Seiten Text und Fotos den kulturübergreifenden Studien gewidmet.

China

China ist ziemlich gut bekannt dafür, dass dort die TopfFit-Methode benutzt wird. Dieser Erfahrungsbericht ist besonders interessant, da er Berichte aus drei Generationen derselben Familie enthält – die Eltern leben in China, die Tochter und der Enkel in einer westlichen Gesellschaft. Der erste Bericht stammt von Sun Mengjia und Li Minqian, pensionierte Professoren der Physik an der Universität in Taiyuan, Shanxi. Der zweite Bericht kommt von ihrer Tochter Min Sun, die einen Titel in Ernährungswissenschaften von der *University of Alabama* in Birmingham hat, in Italien wohnt und mit einem italienischen Kinderarzt verheiratet ist. Beide Erfahrungsberichte bekam ich 2002.

Sun Mengjia und Li Minqian (China)

In China fangen Eltern normalerweise mit dem Sauberkeitstraining an, wenn das Kind einen bis 4 Monate alt ist. Manchmal beginnen sie auch erst nach 100 Tagen, da die ersten 100 Tage wichtig für die chinesische Kultur sind. Während der ersten 100 Tage werden Babys als sehr zerbrechlich betrachtet. Aber viele pflichtbewusste Mütter und Großmütter fangen schon im ersten Monat an, mit der Erwartung, dass sie dann – nach einem chinesischen Sprichwort – »das doppelte Ergebnis mit der halben Anstrengung« bekommen.

Das Sauberkeitstraining wird schon im Säuglingsalter begonnen um den Säuglingen beim Entwickeln guter Gewohnheiten zu helfen. Viele chinesische Bücher über Säuglingspflege empfehlen frühes Training und enthalten Zusammenfassungen von Tausenden von Fällen. Es gibt jetzt auch einige Autoren, die dem westlichen Glauben folgen und dazu raten, das Training mit 18 Monaten zu beginnen. Aber die meisten Eltern empfinden es so, dass das Training schwierig ist, wenn man so spät anfängt, weil man dann schlechte Gewohnheiten korrigieren muss, die bereits geformt sind.

Wir haben unsere ersten beiden Kinder nach der chinesischen Tradition sauber bekommen. Ein fundamentales Prinzip ist: Essen und Ausscheidung sind zwei koexistierende Aspekte, die als gleichwertig betrachtet werden sollten. Wir lernten das Timing und die Regelmäßigkeit der Ausscheidungen unserer Babys, basierend auf ihrem Fütterungsplan. Zu der für Ausscheidungen wahrscheinlichsten Zeit hielten wir sie in eine spezielle Position und leiteten sie mit Lauten. Für die Ausscheidungsposition bei Säuglingen lehnt das Baby mit dem Rücken am Oberkörper der Mutter, und die Mutter hält die Beine des Babys in ihrer Hand. Auf chinesisch bedeutet *ba*, einem Baby bei den Ausscheidungen zu helfen (*ba* ist ein Verb in der dritten Betonung). Ein typischer Laut für die Entleerung ist *xu*, und für den Stuhlgang wird oft *eng* benutzt. Diese werden benutzt, um dem Säugling bei der Entwicklung der Fähigkeit zu helfen, seine Ausscheidungen zu kontrollieren, indem ein gesunder konditionierter Reflex aufgebaut wird.

Chinesische Bücher über Erziehung sagen, dass Babys die *ba*-Position mit den Geräuschen bereits im Alter von 20 bis 30 Tagen erkennen können; diese Kombination kann ihnen beim frühen Training helfen. In China sind wir stolz darauf, wenn unsere Kinder früh sauber sind. Das Sauberkeitstraining ist normalerweise zwischen 4 und 12 Monaten abgeschlossen.

Eltern haben Hilfe beim Toilettentraining. Normalerweise helfen die Großeltern, aber wenn nicht, wird ein Vollzeit-Babysitter oder Helfer (der dann manchmal mit der Familie wohnt) angestellt, um den Instruktionen der Mutter zu folgen. Aus Gründen der Bequemlichkeit und um schnell bereit zu sein für die Ausscheidung, werden offene Hosen benutzt, bevor gute Kontrolle erreicht wird.

In China schlafen die Säuglinge bei ihren Eltern, so fühlen sich die Babys sicher. Auf diese Weise kann eine aufmerksame Mutter die Bewegungen ihres Babys fühlen oder beobachten. Während der Nacht, wenn ein Baby sich bewegt oder aufwacht, weil es muss, wird die Mutter ihr Baby zum Urinieren abhalten.

Sun Min (Italien)

Ich glaube, dass Sauberkeitstraining von Säuglingen ein Lernprozess für mich als Mutter ist, aber kein Trainingsprozess für mein Baby, denn ich trainiere ihn nicht, sondern ich lerne nur das Timing und die Kommunikation für seine Ausscheidungsbedürfnisse. Ich helfe ihm, von früher Säuglingszeit an eine gesunde Gewohnheit aufzubauen. Als unser Sohn geboren wurde, schickten meine Eltern aus China Informationen über die Wichtigkeit von Säuglings-Toilettentraining und darüber, wie es gemacht wird. Ich diskutierte darüber mit meinem Mann.

Er, als italienischer Kinderarzt und Neonatologe, hatte noch nie davon gehört. Zuerst war er überrascht, aber schließlich sagte er, dass ich alles mit unserem Baby machen könne. Also fing ich mit TopfFit auf eine Weise an, die an unseren italienischen Lebensstil angepasst war – ich fing früh an, benutzte aber keine chinesischen offenen Hosen, sondern eine Weile lang Wegwerfwindeln.

Als unser Baby einen Monat alt war, dachte ich: Wenn ich weiß, wann mein Baby Stuhlgang hat, warum bringe ich ihn dann dafürnicht zum Badezimmer anstatt zu beobachten, wie er in die Windel macht – es ist besser,

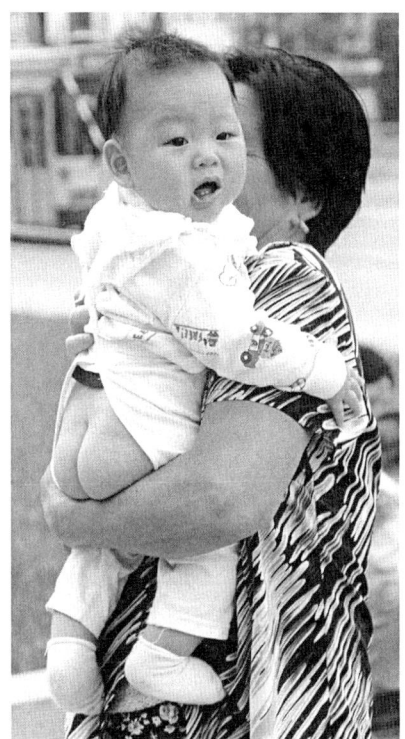 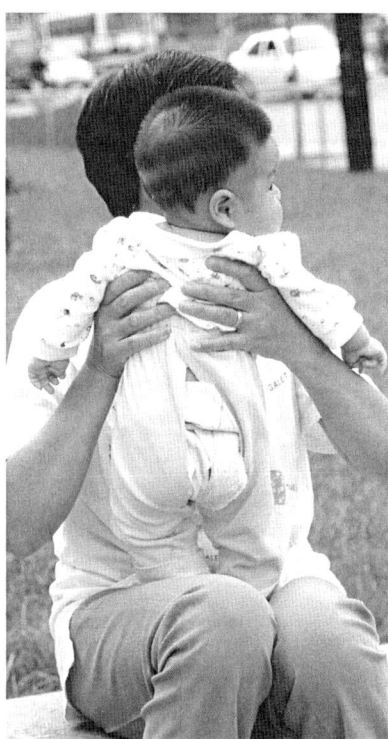

Ivy Makelin

Offene Hosen. »Split Pants« werden in ganz China viel benutzt.

Es ist recht häufig, eine große Öffnung zu sehen, aus der ein Babyhintern aus der geschlitzten Hose herraus hängt. In China gibt es keine Scham, Schock oder moralische Verurteilung, wenn man einen Babyhintern sieht. Und für die, die das vorziehen, sind weniger offene Arten von Hosen verfügbar.

Bei kleineren Säuglingen wird für Unfälle manchmal ein Baumwolltuch oder Handtuch benutzt. Das Tuch wird unter das Hosengummie gesteckt oder durch den Betreuer oder ein Baumwollband am Platz gehalten.

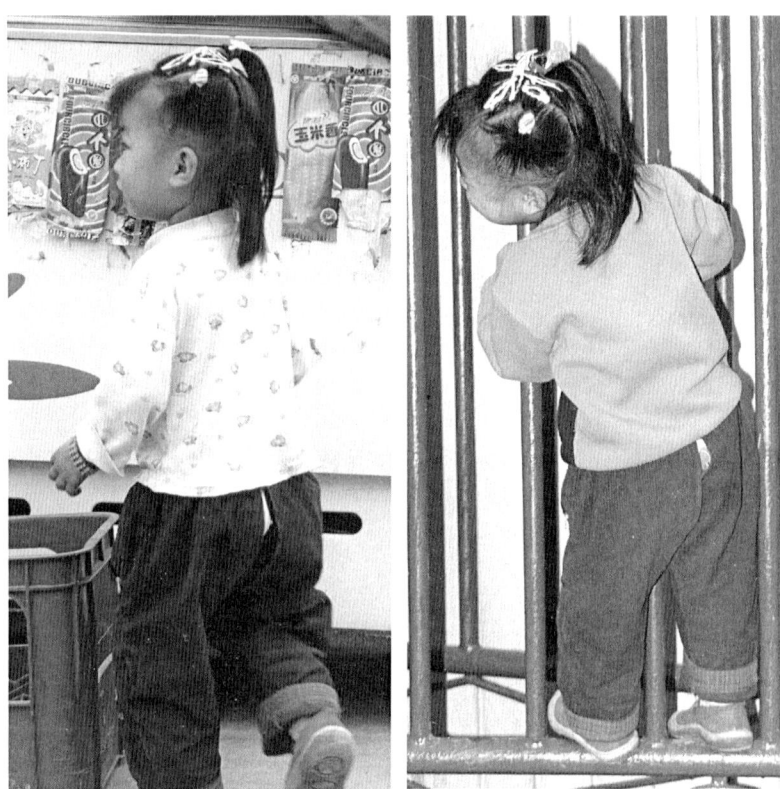

Ivy Makelin

Offene Hosen. Diese Art von Hosen hat eine sehr kleine Öffnung.

ihn ins Bad zu bringen und in derselben Position zu waschen. Der Prozess begann mit einem derartig einfachen Gedanken.

Als er 4 Monate alt war, konnte ich ihm helfen im Bad seinen Stuhlgang zu erledigen. Als er 7 Monate alt war, blieb er tagsüber während seiner Schläfchen trocken. Jetzt ist er 9 Monate alt und hopst vor dem Töpfchen hoch und runter!

Wenn er im Badezimmer für mich macht, lobe ich ihn und gebe ihm einen kleinen Kuss. Wenn Unfälle passieren, beschuldige ich mich selbst dafür, dass ich nicht in der Lage dazu war, ihm genug Aufmerksamkeit zu zollen um seine Signale zu empfangen. Jetzt, da er 9 Monate alt ist, brauche ich ihn nicht mehr so stark zu beoachten. Ich bringe ihn einfach ins Bad, wenn ich das Gefühl habe, es ist die richtige Zeit dafür. Ich glaube, er hat gelernt, mit mir zu kooperieren, da er manchmal anhält und wartet, bis ich ihn zum Badezimmer gebracht habe.

Meine Philosophie ist, dass alles gemäßigt sein muss, und wir unsere Rohstoffe nicht missbrauchen sollten. Windeln können benutzt werden, bevor ein Baby volle Kontrolle bekommt, aber es ist auch wichtig und besonders interessant zu lernen, wie unsere Babys ihre Bedürfnisse kommunizieren. Wenn sie vor Hunger weinen oder weinen, weil sie sich vernachlässigt fühlen oder müde sind, dann macht es auch Sinn, dass sie aus anderen Gründen weinen – was ihre Ausscheidungsbedürfnisse einschließt. Babys kommunizieren mit uns, bevor sie sprechen können. Wenn wir es nicht verstehen, liegt das daran, dass wir nicht mit offenem Herzen zuhören. Wenn wir unseren Babys helfen zu essen, sich anzuziehen und zu waschen, bevor sie diese Dinge selbst tun können, warum können wir sie dann nicht zum Badezimmer bringen, bevor sie es selbst tun können? Eltern sollten dazu angehalten werden, den Kindern von Geburt an beim Aufbau gesunder Ausscheidungsgewohnheiten zu helfen und ihnen dann später unabhängige Toilettenbenutzung beizubringen. Dies ist ein zivilisierter und intelligenter Weg, unsere Babys aufzuziehen. Wir sollten alle Eltern über diese Möglichkeit informieren, damit sie sich entscheiden können, ob sie früh anfangen oder wenn das Kind zwei Jahre alt ist.

Indien

Neelam und Raj Mehta haben zwei Kinder in Gujarat, Indien, unter Benutzung der TopfFit-Methode aufgezogen. Ihre Tochter Sheil begann mit 4 Monaten und beendete das Töpfchentraining mit 13 Monaten, während ihr Sohn Yash etwas zwei Monate länger brauchte als seine Schwester. Neelam berichtete im Jahr 2000, wie ihre Kinder sauber wurden.

Mein Mann Raj half mir ziemlich viel mit dem Toilettentraining. Wir lebten mit unserer Großfamilie, also hatte ich auch viel Hilfe von meinen Verwandten zu Hause. In Indien stillen wir unsere Babys, dann bekommen wir ein Gefühl dafür, wie lange nach der Mahlzeit das Baby ins Bad muss. Mütter wissen intuitiv, wann es Zeit ist, das Baby ins Bad zu bringen. Es dauert nicht lange, das zu lernen. Das Gefühl gründet sich teilweise auf Timing, aber nicht durch das Beobachten einer Uhr. Es ist eine Frage der Wahrnehmung, wann es Zeit ist.

Was bei uns einer Windel am nächsten kommt, ist ein kleines Baumwollkleidungsstück, das *balotu* genannt wird. Es erinnert an einen Tanga oder eine knappe Unterhose. Diese Säuglingsunterwäsche ist bequemer und funktionaler als ein dickes Handtuch zwischen den Beinen – und so kommen uns westliche Windeln vor. Wir benutzen die kleine Unterwäsche bei Säuglingen, vor und am Anfang des Sauberkeitstrainings zwischen den Badezimmerbesuchen. Wenn unsere Babys sich dann von allein Richtung Badezimmer bewegen, lassen wir sie normale Kinderunterwäsche tragen.

Badezimmer in Indien sind sehr einfach und klein. Unseres war kleiner als 1,20m x 1,20m. Indische Badezimmer haben normalerweise Fliesen- oder Zementboden. Wir haben keine Festinstallationen wie Badewanne, Waschbecken oder Toilette. Statt dessen hocken wir uns einfach hin und machen auf den Fußboden. Es ist immer ein Eimer voll Wasser und ein Stück Seife im Badezimmer. Wir reinigen den Boden und waschen uns selbst. Das mag für Menschen im Westen unhygienisch klingen, aber unsere Badezimmer sind sehr sauber.

Wenn wir möchten, dass ein Säugling Pipi macht, fangen wir an, indem wir das Geräusch »sssss« machen, das wie Wasser klingt.

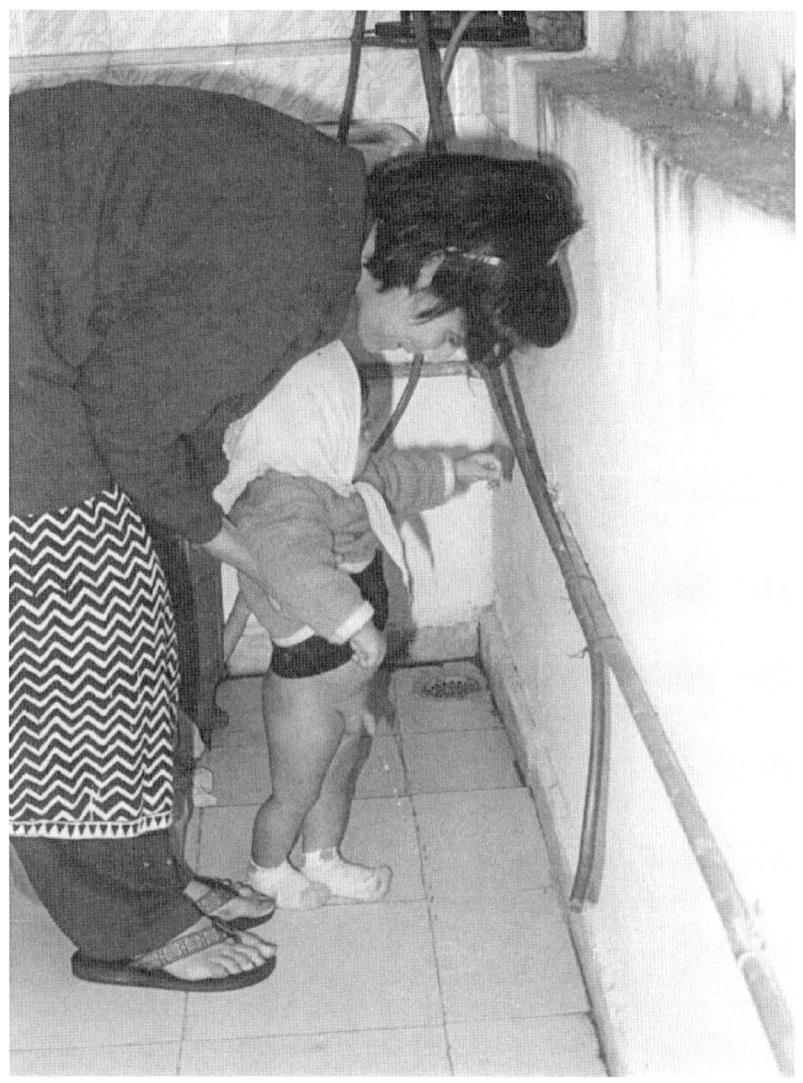

Phatak

Die Mutter stützt ihren 12 Monate alten Sohn, während er sich in einem typischen indischen Badezimmer erleichtert. (Gujarat, Indien)

Nach einer Weile sagen wir ihnen nur noch, dass sie jetzt »Pipi machen« können. Für den Stuhlgang machen wir kein spezielles Geräusch.

Wenn Babys sehr klein sind, gibt es zwei Dinge, die wir mit ihnen tun, um sie sauber zu halten. Eins ist, dass wir sie auf einer Decke auf eine Liege (Bett) legen. Wenn es Zeit für den Stuhlgang ist, greifen wir sanft die Fußgelenke des Babys und ziehen sie hoch, um den kleinen Po über die Decke zu heben, während das Baby käckert. Auf diese Weise macht es sich nicht schmutzig. Wir ersetzen den Stoff unter ihm durch einen sauberen und legen das Baby dann wieder hin. Ein anderer Weg, wie wir kleine Babys käckern lassen, ist sie während der Ausscheidung im Arm zu halten.

Ich habe mit meiner Tocher Sheil mit dem Sauberkeitstraining angefangen, als sie 4 Monate alt war. Ich stillte sie, dann ließ ich sie etwa eine Stunde später pinkeln und danach in regelmäßigen Abständen wieder. Ich brachte sie ins Bad, zog ihre Unterwäsche aus, machte das »sssss«-Geräusch und blieb mit ihr im Bad, bis sie machte. Ich hielt sie in den Armen, stützte ihren Kopf und hockte oder saß, während ich wartete, dass sie machte. Innerhalb einiger Wochen verlängerte sich die Zeitspanne von einem Pipi zum nächsten, also brachte ich sie etwa alle eineinhalb Stunden ins Bad. Dann verlängerte sich die Spanne auf zwei Stunden. Bezüglich des Stuhlgangs war sie mit 6 Monaten fast sauber. Sie verstand, dass es bedeutete, dass sie pinkeln oder käckern sollte, wenn ich sie ins Bad brachte und ihr die Säuglingsunterwäsche auszog. Um 6 Monate herum, denke ich, verstand Sheil wirklich das Sauberkeitstraining. Sie spürte, warum ich sie zum Bad brachte und was sie dort sollte. Zu diesem Zeitpunkt hörte ich auf, sie Säuglingsunterwäsche tragen zu lassen und benutzte statt dessen normale Höschen.

Sheil begann auch mit etwa 6 Monaten zu krabbeln. Sie krabbelte dann zur Badezimmertür, blieb dort, sah mich an und machte Geräusche, um meine Aufmerksamkeit zu erregen. Ich begriff, dass sie mich rief und mich wissen ließ, dass sie musste. Sie blieb bei der Badezimmertür, bis ich kam und sie zur Toilette brachte. Sobald ich sie ins Bad brachte und ihre Höschen auszog, pinkelte sie.

Mit 9 Monaten lief sie allein und sicher und sagte immer: »Mama Bad, Mama Bad«, wenn sie musste. Ich betrachtete sie mit 9 Monaten

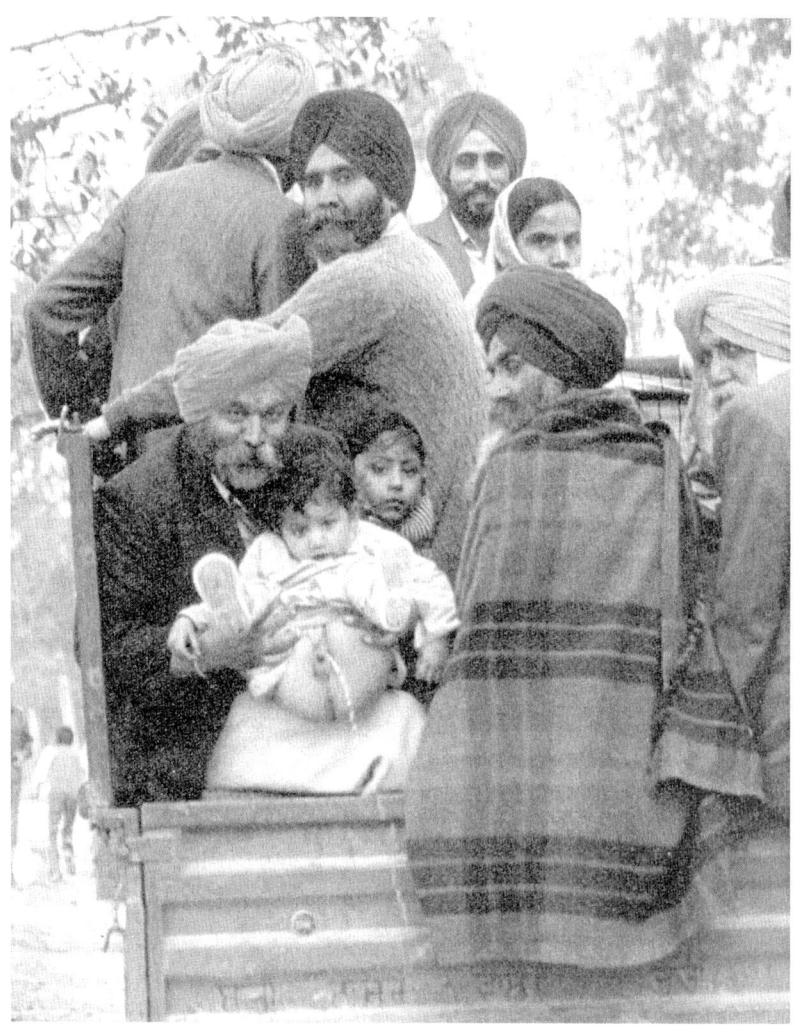

Raghu Rai

Improvisation eines »Toilettenplatzes« auf der Straße bei einem Sikh-Ausflug.

als sauber, auch wenn sie noch Hilfe dabei brauchte, ins Bad zu kommen und ausgezogen zu werden. Sie war mit 13 Monaten vollkommen sauber und in der Lage, alles allein zu tun.

Meinen Sohn Yash fing ich an sauber zu bekommen als er drei Monate alt war. Von diesem Alter an nässte er nachts niemals das Bett, während seine Schwester bis zum Alter von etwa 4½ Monaten nachts manchmal ins Bett gemacht hatte. Aber um den Rest des Prozesses zu lernen, brauchte mein Sohn länger als seine Schwester.

Er fing etwa mit 4 Monaten an zu krabbeln, aber bewegte sich erst einige Monate später von allein auf die Badezimmertür zu. Bei ihm war es schwieriger für mich zu wissen, wann er musste als bei seiner Schwester. Er pinkelte öfter, also war es ein größerer Zeitaufwand, ihn trocken zu halten als bei ihr.

Mit 8 Monaten begann er zur Badezimmertür zu krabbeln, wenn er musste. Zu der Zeit fing er an normale Unterhöschen zu tragen. Mit 12 Monaten lief er und hatte gute Kontrolle über seine Ausscheidungen. Tatsächlich hielt er es immer an, bis ich kam, um ihn ins Bad zu bringen. Er fing noch weitere sechs Monate lang nicht an zu sprechen, also benutzte er satt dessen seine eigene Zeichensprache, um mir Dinge mitzuteilen. Er hatte Möglichkeiten mir zu signalisieren, ob er pinkeln oder käckern musste. Mit 12 Monaten betrachtete ich ihn als sauber, aber er brauchte in dem Alter noch Hilfe mit der Kleidung.

Yash war eineinhalb Jahre alt, als wir in die Vereinigten Staaten zogen. Er war zu diesem Zeitpunkt fast vollständig sauber, so dass ich in diesem Land nie auch nur eine einzige Windel mit ihm benutzt habe.

Kinder in Indien lernen Dinge in sehr jungem Alter. Das liegt teilweise daran, dass wir mit der Großfamilie leben, wo immer mindestens 8 Personen in einem Haus wohnen. Kinder sind nie allein. Es sind immer zwei oder mehr Leute bei ihnen. Sie hören die ganze Zeit über Leute reden. Wir sprechen viel mit unseren Kindern, und auf diese Weise lernen sie sehr schnell.

In der Vergangenheit wurde diese Methode des Sauberkeitstrainings von Geburt an in ganz Indien benutzt. Heutzutage, würde ich sagen, wird sie auf dem Land zu 85% genutzt. Das liegt daran, dass jetzt viele Frauen Jobs haben. In den Städten arbeiten bis zu 50% der Frauen und haben keine Zeit dafür, ihre Kinder so aufzuziehen, wie wir es traditionell gemacht haben. Die Frauen in den Städten wollen modern sein und die westliche Art des Sauberwerdens mit Windeln nutzen. Verheiratete Paare wollen nichts mit dem Rest der Großfamilie zu tun haben. Das bedeutet, dass Frauen in den Städten keine Hilfe von der Großfamilie haben und Windeln benutzen, um das Sauberkeitstraining zu verzögern. In den Dörfern leben die Familien noch zusammen und nutzen die traditionellen und wohltuenden Möglichkeiten des Toilettentrainings.

Toilettentraining stresst und frustriert die Leute in Indien nicht. Wir betrachten es nicht als zeitraubend oder lästig, wie man es im Westen tut. Es ist einfach eine natürliche Sache, etwas, das du für dein Baby machst, ein Teil der Pflichten, die du hast, wenn du ein Kind aufziehst.

Wenn ich noch ein Kind hätte, während wir in den Vereinigten Staaten leben, würde ich dennoch das Toilettentraining im Säuglingsalter beginnen, genau wie ich es für meine beiden anderen Kinder getan habe. Ich könnte es nicht allein tun, da mein Mann und ich einen Laden besitzen und betreiben. Ich würde nach meiner Großfamilie schicken und sie aus Indien herüber bringen, damit sie mit mir und dem Baby zusammen sind.

Vietnam

Randy Mont-Reynaud hat drei Kinder aufgezogen, für die sie von Geburt an die TopfFit-Methode benutzt hat. Sie hat einen Abschluss in Entwicklungspsychologie von der Harvard Universität. Sie hat bei Jerome Kagan studiert und für ihre Dissertation über emotionale und kognitive Entwicklung Forschungen mit vietnamesischen Kindern im zweiten Lebensjahr durchgeführt. Derzeit ist sie an der Stanford Universität.

Dr. Mont-Reynaud zog 1967 nach Vietnam, um Kindesentwicklung zu studieren. Sie lebte 6 Monate lang in Saigon, erlernte einen bescheidenen vietnamesischen Grundwortschatz und kehrte dann in die Vereinigten Staaten zurück und machte ihren »Master« in Anthropologie. 1972 kehrte sie nach Vietnam zurück und verbrachte zwei Jahre damit, in einer dörflichen Umgebung Kindesentwicklung und religiösen Glauben zu studieren. Sie wohnte in dem Dorf My Duc in der Provinz Chau Doc, einige Meilen von der kambodschanischen Grenze entfernt. Sie adoptierte ihr erstes Kind, während sie in diesem Dorf lebte – und lernte daher aus erster Hand über Kinderaufzucht. Ihr Sohn war in Vietnam kaum in Windeln und schaffte den Übergang zu richtigem Toilettenverhalten bequem (d.h. ohne Stress), als er mit 18 Monaten mit Dr. Mont-Reynaud in die USA zurückkehrte.

Dr. Mont-Reynaud zog zwei weitere Kinder in den USA auf, einen Sohn und eine Tochter. Wie ihr älterer Bruder wurden sie auch so viel wie möglich ohne Windeln gelassen und schafften bequem den Übergang zu normalem Toilettenverhalten. Dieser Bericht stammt aus dem Jahr 2000.

In Vietnam, wo ich über Kinderpflege und -sauberkeit lernte, werden Säuglinge und Kleinkinder von der Veranda weg gehalten, in einer Armeslänge Abstand von einem Schoß gehalten oder nach draußen gebracht um zu »machen«. Ich nenne den Prozess »Muttertraining« oder »Betreuertraining«, denn worauf er eigentlich beruht ist, dass die Mutter oder die Betreuungsperson empfänglich für die Zeichen des Säuglings ist und das Kind an den richtigen Platz bringt. »Unfälle« in Form eines Versagens der Betreuungsperson, wenn das Baby nicht zur rechten Zeit an den rechten Ort gebracht wird, sind Gelegenheiten für Gelächter – und das ist alles.

Der Prozess fängt mit dem Neugeborenen an. Zuerst beobachtest du, wann dein Säugling pinkelt und käckert und machst bei diesen Gelegenheiten oder sofort danach ein kleines flüsterndes Geräusch. Es scheint, dass Säuglinge schnell merken, dass sie das flüsternde Geräusch hören, wenn sie sich auf diese Art erleichtern. Als zweites machst du das flüsternde Geräusch, wenn du weißt, dass dein Baby kurz davor ist, Pipi zu machen oder Stuhlgang zu haben. Das Baby wird dein Zeichen beantworten und für dich »machen«. Es ist einfache, Skinnersche, grundlegende Verhaltenspsychologie. Sie wird durch den einfachen Fakt unterstützt, dass Neugeborene die ganze Zeit über müssen. Es läuft alles darauf hinaus, die Kinder darauf zu trainieren, auf Stimuli zu reagieren. Man kann es kaum verpassen, besonders wenn Babys keine Windeln tragen und man sie hält. Wenn sie müssen, werden sie dann bald darauf antworten, wenn sie das Geräusch hören. Man muss sich daran erinnern, dass es funktioniert, falls sie müssen – »falls« ist das entscheidende Wort hier. Es ist offensichtlich – wenn du nicht musst, musst du nicht.

Es dauert nicht lange, bevor ein Säugling (um etwa einen Monat alt) versteht, was man tut. Ich sage »versteht«, weil du dich nicht hinsetzt und dem Baby erklärst: »Wann immer ich das mache, tust du jenes.« Es ist eine Assoziation gefühlter Zustände. Das Baby hat zuerst eine Empfindung, ein Gefühl, dass es Pipi macht oder Stuhlgang hat, dann hört es dein Zeichen. Innerhalb einer Woche kannst du das kleine flüsternde Geräusch machen, und dein Baby wird »auf Kommando« machen (vorausgesetzt, es muss gerade).

Wenn du keine Hilfe hast, ist der Prozess zu Beginn recht arbeitsintensiv. Nach den Wehen und der Geburt mag es sein, dass du dich nicht danach fühlst, die ganze Zeit auf die Ausscheidungen aufzupassen. Manchmal wirst du zu müde sein, oder du bist zu beschäftigt, oder du stillst gerade. In solchen Zeiten ist es einfach Zufall. Wenn du dich wirklich bemühst, wird es einem Kind nicht schaden, wenn du nicht für jede einzelne Ausscheidung da bist. Babys begreifen es trotzdem. Du kannst es nicht rund um die Uhr machen, jeden einzelnen Tag. Wenn du es einmal nicht kapierst oder vergisst, ist das nicht entscheidend. Das wichtige, das man hier bedenken muss, ist, dass die Leute im Dorf zu diesem Zeitpunkt (oder später) noch nicht das Erreichen richtiger Toilettengewohnheiten zum Ziel haben. Hier geht es nur darum, wie sie mit der Situation umgehen, bis das Kind versteht und körperlich in der Lage ist, zum richtigen Ort zu laufen.

Befestige keine Windel an einem winzigen Säugling. Es ist besser, einen Säugling auf eine Windel zu legen, aber das Baby nicht auf die traditionelle Weise mit der Windel zu umschließen. Wenn du dein Baby stillst, wirst du sofort merken, wenn es pinkelt oder käckert, wenn es locker in ein Handtuch oder eine Windel gewickelt ist.

Woher weißt du, wann dein Baby muss? Ich stellte diese Frage in dem vietnamesischen Dorf. Die Frauen sahen mich an und sagten: »Naja, woher weißt du denn, wenn *du* musst?« Dies gab mir den Hinweis, den Zusammenhang zwischen Toilettenlernen und der Mutter-Kind-Bindung/Betreuer-Kind-Bindung zu verstehen. Sie gehören sehr eng zusammen. Du fängst an zu wissen, wann dein Kind sich erleichtern muss (genauso wie wir »wissen« – oder denken, dass wir wissen – wenn ein Kind hungrig oder müde ist. Du »weißt« es einfach!). Die meisten Mütter/Betreuer (das kann eine Großmutter, eine Schwester oder Tante sein), die involviert, auf ihr Baby eingestimmt und mit dem Baby verbunden sind, wissen, wann ein Baby hungrig oder müde ist. Eltern weisen einem weinenden Baby bestimmte Gefühlszustände zu. Die Zuweisung mag zuerst stimmen oder auch nicht, aber letztlich wird sie korrekt sein, wenn du dein Baby besser kennen lernst.

Es hilft, wenn du dein Kind unten nackt lassen kannst. Natürlich ist das in wärmerem Klima wie in Kalifornien oder Hawaii leichter, aber du kannst es auch anderswo machen, wenn du möchtest. Diese Methode eliminiert das Windelausschlag-Problem, und es geht darum, das Baby sauber zu halten. Die Quintessenz des Töpfchentrainings ist: Wenn du nicht willst, dass dein Kind in eine Windel käckert, nimm ihm die Windel ab!

Wenn Babys anfangen zu krabbeln oder zu laufen, lasst ein Töpfchen dort stehen, wo sie es sehen können. Es ist faszinierend, sie gehen einfach hin und nutzen es. Wenn Babys laufen können, gehen sie dorthin, wo sie hin müssen, wenn sie dieses Verhalten beobachtet haben. Um 15 Monate herum begreifen Kinder, dass es eine Norm gibt. Sie verstehen, dass man von ihnen erwartet, dass sie irgendwo sein müssen, um zu pinkeln, dass es einen Ort (d.h. Töpfchen) gibt, um das zu tun und dass der Rest der Welt nicht dort ist, wo man pinkelt.

Die Vietnamesen betrachten Muttertraining als einen natürlichen Prozess. Sie erwarten nicht, dass Kinder Probleme damit haben – und die Babys haben keine. Die Vietnamesen erwarten nicht, dass es für die Mutter problematisch ist, und es ist nicht problematisch, obwohl es gelegentliche »Ausrutscher« gibt. Muttertraining ist etwas, das jeder akzeptiert und erwartet, wie das Atmen. Niemand bringt uns bei zu atmen, aber wir alle tun es. Muttertraining ist nichts, das gelernt wird. Es ist einfach etwas, das Babys von dem Moment an tun, in dem sie geboren werden. Sie passen sich einem Verhalten an. Im Vergleich dazu haben die Menschen in den westlichen Kulturen das Töpfchentraining zu einem unnatürlichen Akt und einer Nervenprobe gemacht.

Es ist die Mutter, die primär für das verantwortlich ist, was man im Westen Töpfchentraining nennt. Man könnte denken, die Mutter bekommt nie eine Pause, aber in Vietnam wird das Baby herumgereicht zwischen einer ganzen Horde von Geschwistern und entfernten Verwandten oder einfach anderen Leuten.

In dem Dorf benutzt die Mutter kein Töpfchen, und traditionell gibt es keine Windeln. Sie wickeln manchmal ein Handtuch um das Baby auf ihrem Schoß. Wenn das Baby muss, halten die Frauen es mit dem Gesicht nach außen von sich ab, entweder auf ihrem Schoß oder am Rande der Veranda. Das Baby versteht schnell: »Ich bewege mich durch den Raum, um diese Tätigkeit anderswo auszuführen.«

Normalerweise gibt es in vietnamesischen Dörfern keine Toiletten. In den seltenen Situatinen, in denen es eine Toilette gibt, ist es eine türkische Toilette, wo du dich hinhocken musst, um sie zu benutzen. Offensichtlich kann ein Säugling nicht hocken. Die Mutter geht zu der Stelle, hockt sich hin, hält das Baby mit gespreizten Beinen, und das Baby macht. Also bringst du das Baby zu einer Stelle im Haus oder einem Ort außerhalb des Hauses, wo es machen soll. Man muss das Baby nicht sehr weit weg bringen dafür.

Natürlich ist dies kein perfektes System, und Unfälle passieren ab und zu. Die vietnamesische Einstellung zu Unfällen ist sehr gelassen – Ausscheidung ist einfach eine normale Sache Babys tun so etwas, und wenn es nötig ist, machst du sauber. Wenn ein Baby anfängt zu pinkeln und dabei auf deinem Schoß ist, hältst du es einfach über den Rand der Veranda, oder du wischt die Flüssigkeit vom Fliesenboden auf. Wenn es ein Lehmboden ist, brauchst du dich nicht darum zu kümmern. In unserer Kultur gibt es andere Dinge, um die man sich sorgt, wie Teppiche oder teure Kleidung.

Ich adoptierte mein erstes Kind in Vietnam, als er 4 Monate alt war und begann sofort mit dem Muttertraining. Die Vietnamesen brachten mir eine einfache Form der Körpersprache bei, die kleine Jungs zeigen, wenn sie müssen. Du weißt, dass ein Junge muss, wenn du siehst, wie sein Penis wackelt. Dies setzt natürlich voraus, dass jemand einen Babypenis beobachtet, was in unserer Kultur ein absolutes Tabu ist. Wir betrachten hier keine Genitalien, aber in Vietnam tun sie es ungestraft.

Sie wissen, dass ein Penis wackelt, kurz bevor ein Babyjunge pinkeln muss. Ich wette, Mütter in diesem Land wissen das nicht, weil wir Babys und Kleinkinder all die Jahre eingepackt haben.

Als mein Baby in der Lage war sich hinzusetzen, konnte ich ihn auf einen Topf setzen, wenn ich einen in der Nähe hatte. Als er mit 10 Monaten begann zu laufen, hatte er eine regelmäßige einmal-am-Tag-Routine für den Stuhlgang. Mit einem Jahr war er »regelmäßig wie ein Uhrwerk«. Zu dem Zeitpunkt, an dem Kinder beginnen zu laufen, wissen sie, was die Ausscheidungsnorm ist und an welchem Punkt davon sie sich befinden sollen.

Nachdem ich ein Jahr in dem Dorf zugebracht hatte, zogen wir nach Israel, wo wir 6 Monate verbrachten, bevor wir nach Vermont zogen. Ich bekam noch zwei Kinder, einen Jungen und ein Mädchen. Es machte viel Spaß, bei ihnen zu versuchen, das Muttertraining von Geburt an durchzuführen. Ich war 35 und lebte in Kalifornien, als mein Sohn geboren wurde. Es mag sein, das es leichter gewesen wäre, wäre ich jünger gewesen. Zwischen dem Stillen und der Aufmerksamkeit für ein größeres Kind, 18-stündigen Wehen und dem Erlebnis meiner ersten Geburt, war das ganz schön viel, womit ich klarkommen musste.

Es gab einen riesigen Spiegel in unserem Badezimmer, der von einer Wand bis zur anderen reichte. Wenn ich meinen Sohn über das Waschbecken hielt, konnte er sich selbst im Spiegel sehen und mich, wie ich ihn hielt. Wenn er pinkelte oder käckerte, war ich natürlich glücklich und lächelte. (In Vietnam lächeln sie nicht oder loben ein Kind, wenn es pinkelt. Warum sollten sie?) Ich war entzückt, ihn auf meine Zeichen antworten zu sehen. Er konnte im Spiegel sehen, dass ich glücklich über sein Verhalten war. Dann lächelte er und sah seine Reflexion im Spiegel, und das belohnte ihn noch mehr.

Das zweite Kind, das ich gebar, war eine Tochter. Ich fing bei ihr mit der Geburt mit dem Muttertraining an. Ich lebtein Kalifornien, als sie geboren wurde. Der jüngere ihrer Brüder war 26 Monate alt, als sie geboren wurde. Sie beobachtete ihn dabei, wie er das Töpfchen benutzte und wollte ihn imitieren. Dies ist noch etwas, das ich in Harvard studiert hatte – Imitation und Vorbild. Kinder wollen wie das Vorbild sein. Wenn sie ein Vorbild etwas tun sehen, wollen sie es auch tun.

Affe sieht, Affe tut. In unserer Kultur sehen Kinder gewöhnlich keine Erwachsenen auf der Toilette. Eine Menge Mütter lassen ihre Kinder nicht einmal mit ins Badezimmer, und das ist einer der Gründe, warum das traditionelle Toilettentraining so lange dauert.

Meine Tochter konnte mit 6 Monaten auf dem Töpfchen sitzen. Wenn Kinder müssen, sehen sie das Töpfchen und kümmern sich um ihr Geschäft. Diese beiden Kinder konnten das irgendwann zwischen 6 und 8 Monaten. Sie krabbelten zum Töpfchen auf dem Teppich im Wohnzimmer. Ich sah, wie sie sich durch das Zimmer dorthin bewegten und setzte sie auf das Töpfchen. Wenn man Kinder im Säuglingsalter dem Stimulus-Antwort-Verhalten aussetzt und sie wissen lässt, was die Erwartung ist, ist es faszinierend, wie schnell sie begreifen. Mit 6 Monaten verstehen Babys, dass ein Töpfchen der Ort ist, wo sie machen sollten. Mit 18 Monaten waren alle meine Kinder in der Lage, sich allein zum Töpfchen zu begeben und konnten daher ohne Windeln sein. Sie waren eigentlich wesentlich früher dazu in der Lage, windellos zu gehen als mit 18 Monaten, aber danach gab es keine Fehler oder Unfälle mehr. Unnötig zu sagen, dass man als Elternteil ziemlich aufmerksam sein muss, um dies in einer westlichen, nicht dörflichen Schauplatz zu ermöglichen – mit Teppichen kein bisschen weniger!

Wir räumen bestimmten Glaubenssätzen in den Vereinigten Staaten einen sehr hohen Stellenwert ein, und in unserem Glaubenssystem gehören Kinder in Windeln. Wenn du diese Auffassung herausforderst, läufst du Gefahr lächerlich gemacht zu werden. An Eltern und so genannte Experten, die etwas dagegen haben, Babys ohne Windeln aufzuziehen: Wenn Ihr es nicht machen wollt, macht es nicht. Rettet eure Teppiche!

In Vietnam und anderen dörflichen Kulturen sehen Kleinkinder die Konsequenzen ihrer Aktionen in Bezug auf ihr Toilettenverhalten. Es ist Zeit, zu schauen, was wir hinter uns gelassen haben, als wir das Dorfleben verließen, dass wir schauen, was andere Kulturen zu bieten haben und uns, ohne vorgefasste Meinung, die Edelsteine aus anderen Kulturen herauspicken. Wir können ihre Gebräuche nicht alle importieren wie Sojasauce oder Tofu, aber viele Gebräuche sind es wert, dass man über sie nachdenkt.

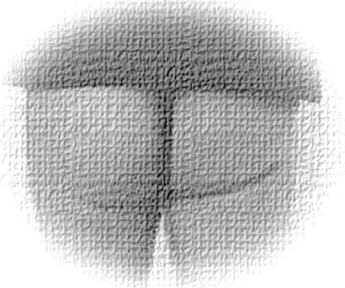

Ausblick

Dieses Kapitel enthält weiterführende Informationen und Quellen der Unterstützung.

Länder, in denen TopfFit praktiziert wird

Unten sind verschiedene Länder aufgelistet, in denen das Sauberbleiben praktiziert wird, basierend auf aktueller Forschung. In einigen Ländern ist es die hauptsächlich verbreitete Methode, während es in anderen von einer Minderheit an Familien benutzt wird. Diese Liste ist auf keinen Fall vollständig. Leser, die TopfFit in anderen Ländern erlebt haben, können den Verlag gern detailliert darüber in Kenntnis setzen, so dass in Folgeauflagen weitere Länder dieser Liste hinzu gefügt werden können. Für Leser, die daran interessiert sind, mehr über andere Gesellschaften zu erfahren, in denen TopfFit praktiziert wird, enthält das Buch *Infant Potty Training*[Bisher nicht auf deutsch erschienen, Anm. d. Übers.] Erfahrungsberichte, anthropologische Berichte und historische Referenzen aus einigen dieser Länder und Völker, sowie von den Apache-, Hopi-, Navaho- und Papago-Indianern.

Afrika
Algerien, Ägypten, Äthiopien, Botswana, Elfenbeinküste, Ghana, Kamerun, Kenia, Madagaskar, Mali, Nigeria, Senegal, Südafrika, Sudan, Tansania, Togo, Uganda, Westafrika, Zaire, Zentralafrikanische Republik

Asien und Ozeanien
Afghanistan, Bangladesh, China, Indien, Indonesien, Iran, Irak, Japan, Kambodscha, Korea, Kurdistan, Libanon, Malaysia, Mikronesien, Myanmar (Burma), Nepal, Neuguinea, Oman, Pakistan, Philppinen, Sikkhim, Singapur, Sri Lanka, Taiwan, Thailand, Tibet, Türkei, Vietnam

Zentral- und Südamerika und Karibik
Argentinien, Brasilien, Bolivien, Costa Rica, Dominikanische Republik, El

Salvador, Guatemala, Honduras, Jamaika, Mexiko, Nicaragua, Paraguay, Peru, Venezuela, Westindische Inseln

Europa
Bulgarien, Tschechien, Rumänien, Russland, Slowakei, Türkei, Polen

Polarregionen
Alaska (Inupiat, Eskimos), Aleuten, Grönland, Kanada (Inuit, Kwakiutl, Netsilik und Utkuhikhalingmiut), Sibirien

Wenn du die Gelegenheit hast, in eins oder mehrere dieser Länder zu reisen, halte die Augen offen nach Müttern, die ihre Babys abhalten und zögere nicht, ein Gespräch zu beginnen oder Interesse zu zeigen. Denk daran, dass es dort kein spezielles Wort für TopfFit gibt, da es einfach die Art ist, wie die Dinge dort von vielen Frauen gemacht werden. Auch wenn ihr nicht die Sprache des anderen sprecht, ist es möglich, mit Gesten, Lächeln und Körpersprache zu kommunizieren.

Unterstützung für TopfFit

Es gibt viele Wege Widerstand, Skepsis und Negativität in Bezug auf TopfFit zu bekämpfen. Wenn es Zeit ist, dass dein Baby muss und du lieber nicht mit der Geringschätzung von jemand anders umgehen möchtest, kündige einfach an, dein Baby bräuchte eine neue Windel, gehe zum Badezimmer und halte Baby im Privaten ab.

Aber manchmal bedeutet Sehen auch Glauben. Wenn du deinen Partner oder deine Eltern dazu bringen kannst, TopfFit in Aktion zu beobachten, könnte dies genügen, um bei ihnen einen Sinneswandel zu bewirken.

Es zu erfahren führt auch zum Glauben. Lass den zweifelnden Mann oder die Großmutter dein Baby zu einer optimalen Zeit zum Töpfchen bringen. Wenn sie bei einer oder mehr Gelegenheiten erlebt haben, wie Baby für sie macht, werden sie sich möglicherweise für das Konzept und seine Praxis öffnen.

Suche einen unterstützenden Kinderarzt. Viele westliche Kinderärzte sind nicht vertraut mit TopfFit, aber es gibt einige, die persönliche Erfahrung mit der Methode hatten und andere könnten überrascht sein, wenn dein Baby sie erst einmal überrascht.

Tritt einer TopfFit-Spielgruppe bei oder gründe mit gleichgesinnten Eltern eine. Es ist ermutigend, informativ und macht Spaß, deine Erfahrungen und Einsichten zu teilen. Lade Gastredner ein, zum Beispiel Eltern topffitter Kinder. Mit anderen zusammen zu kommen, kann Gefühle von Isolation lindern, helfen, wenn man sich missverstanden oder als Aussenseiter fühlt und den eigenen Glauben bestätigen.

Sprich mit Freunden und Immigranten, die einen Hintergrund des Säuglingsabhaltens haben. Die meisten sind entzückt und bieten gern Hilfe und Unterstützung an. Wenn du Mitglied in einer TopfFit-Spielgruppe bist, lade erfahrene Immigranten ein, der Gruppe beizutreten oder zu einem Treffen zu kommen.

Besuche hilfreiche Webseiten oder tritt entsprechenden E-Mail-Listen und Internetforen bei. Die *Infant Potty Training* Homepage www.timl.com/tt/ führt zu vielen englischsprachigen Artikeln und verwandten Seiten, www.topffit.de zu entsprechenden deutschen Quellen. Da die Adressen von Webseiten sich so oft ändern oder veralten, sind hier keine weiteren aufgelistet. Eine andere Möglichkeit, durch das Internet an Informationen zu gelangen, ist die Benutzung einer Suchmaschine mit der Suche nach den verschiedenen Begriffen, die Mütter geprägt haben, die diese Methode von sich aus entdeckt haben – Begriffe wie »TopfFit«, »Sauberbleiben«, »Windelfrei«, »Infant Potty Training«, »Elimination Communication« usw. Es gibt auch Webseiten in anderen Sprachen als englisch und deutsch, einschließlich italienisch, schwedisch, französisch, hebräisch und polnisch.

Lerne aus Büchern und von Videos. Bitte in der Bibliothek, dir bei der Suche nach neuem Material behilflich zu sein. Es folgt eine Liste von Büchern und Videos zum Thema, die derzeit auf dem Markt sind:

- *TopfFit! - Der natürliche Weg mit und ohne Windeln*, Laurie Boucke, Anahita, 184 Seiten, 2. Auflage, 2008.
- *Es geht auch ohne Windeln! - Der sanfte Weg zur natürlichen Babypflege*, Ingrid Bauer, Kösel, 240 Seiten, 2004
- *Potty Whispering : The Gentle Art of Infant Potty Training*, Set aus 2 DVDs, englischsprachig, White-Boucke Publishing, 2006
- *Infant Potty Training: A Gentle and Primeval Method Adapted to Modern Living*, Laurie Boucke, White-Boucke Publishing, 500 Seiten, 2002[1]

1   Die im Originaltext erwähnten englischsprachigen Quellen sind im deutschen Sprach-

Es ist auch wichtig, sich von innen heraus auf allen Ebenen Unterstützung aufzubauen – körperlich, mental und emotional. Alle Mütter fühlen sich von Zeit zu Zeit ausgelaugt. Lass solche Tage nicht deine langfristigen Wünsche beeinträchtigen. Wenn du auf einen Erschöpfungszustand oder eine Depression zusteuerst oder dich darin befindest, schalte einen Gang runter und ändere deine Einstellung. Schöpfe Kraft aus dem Wissen, dass die beschwerlichen Zeiten vorüber gehen und du bald deine Stärke und deinen Enthusiasmus wiederfinden wirst.

Verbessere deinen Lebensstil. Übe zumindest an einigen Tagen pro Woche eine körperliche Aktivität aus, die du liebst, wie zum Beispiel Spazierengehen, Wandern, Schwimmen oder Radfahren. Höre deine Lieblingsmusik. Finde Zeit dich tief zu entspannen. Mach es zu deiner Priorität, dich auszuruhen oder öfter »Kraftnickerchen« zu machen. Vereinfache dein Leben. Überprüfe deine Prioritäten. Lass unnötige Aufgaben weg. Nutze Windeln als Rückversicherung. Wenn es hilft, mach einige Stunden oder Tage Pause vom Abhalten.

Vergiss nie, dass es normal ist, Unfälle zu haben. Sei nicht zu hart mit dir selbst und fühle dich nicht schuldig wegen Unfällen oder einigen schlechten Tagen oder Wochen. Erinnere dich immer daran, dass dies das Auf und Nieder des Entwicklungsprozesses ist, bei dem es ein bis zwei Schritte rückwärts für drei Schritte vorwärts gibt. Vermeide es, dein Baby mit anderen zu vergleichen. Respektiere seine natürliche Entwicklungsgeschwindigkeit.

Wenn du verwirrt bist oder Zweifel hast, bewerte deine Situation und den Ausblick in die Zukunft noch einmal neu. Lass sozialen Druck oder deine Vergangenheit nicht dein Verhalten und deine Ziele diktieren oder begrenzen. Befrei dich von unrealistischen Erwartungen über TopfFit. Erinnere dich: kein Perfektionismus und kein Vergleich mit anderen Babys oder Eltern! Halte nicht an einem festen Zeitplan fest. Wenn du dich verkrampfst, lass los und werde gelassener. Die Vorzüge des TopfFit reichen weit darüber hinaus, das Sauberkeitstraining zu einem bestimmten Zeitpunkt zu beenden. Wenn man früher im Leben damit beginnt, liegt das Gewicht mehr auf der Kommunikation und dem Bonding als auf tatsächlicher Blasen- und Schließmuskelkontrolle. Letz-

---

raum normalerweise nicht in Bibliotheken oder Buchhandel erhältlich, und können nur teilweise über das Internet direkt von den Verlagen bezogen werden. Oben aufgeführte Auswahl für den deutschen Sprachraum fand in Zusammenarbeit mit der Autorin statt, Anm. d. Übers.

tere kommt später als natürliche Konsequenz deiner Empfänglichkeit und Präsenz für die Ausscheidungsbedürfnisse deines Baby.

Arbeite mit deinem Baby als liebevolles Team zusammen, vertrau den Signalen deines Säuglings und vermeide das Gefühl, dass du die Kontrolle behalten und immer das Sagen haben musst. Finde Freude in den kleinen Dingen und in dem Wissen, dass dein Baby zufrieden ist. Erinnere dich selbst daran, dass dies wertvolle Zeiten sind, die ausgekostet und aus vollem Herzen genossen werden sollten. Halte dir selbst zugute, dass du eine wunderbare Mutter bist.

Ausblick

Dieses Buch ist ein Versuch, nach bestem Wissen ein Verhalten und eine Praxis, die im Westen unbedeutend geblieben sind, meiner Ansicht nach korrekt zu zeigen. Das Buch erhebt nicht den Anspruch wissenschaftliche Daten zu präsentieren. Da keine wissenschaftlichen oder akademischen Skalen oder sonstigen Mess- und Testmethoden existieren, gibt es keinen Weg, um einen wissenschaftlich fundierten Schluss zu ziehen. Dies bedeutet aber nicht, dass keine generelle Schlussfolgerungen über die Wirksamkeit dieser Methode gezogen werden können. Die Praktiken, Vorlieben, kulturellen Tendenzen und Behauptungen einer Vielzahl von Völkern, die in diesem Buch beschrieben sind, führen alle zu dem Schluss, dass Ausscheidungstraining bei Säuglingen nicht nur möglich ist und in vielen Gesellschaften praktiziert wird, sondern dass es auch sanft und effektiv ist.

Ethnopädiatrie ist ein relativ neuer Forschungszweig, den es erst seit 1995 gibt. Diese Wissenschaft konzentriert sich auf die Studien elterlicher Praktiken, die in verschiedenen Kulturen genutzt werden und auf die Effekte, die diese Praktiken auf die Gesundheit, das Wohlbefinden und das Überleben von Säuglingen haben. Die hauptsächlich Beitragenden sind Kinderärzte, Anthropologen und Kinderverhaltensforscher. Der Ethnopädiater kann wertvolle Informationen und Ermutigungen an Eltern weitergeben, die sich ihrer elterlichen Fähigkeiten nicht ganz sicher sind.[SMA 98] Die große Frage an diesem Punkt ist, ob die Ethnopädiatrie die TopfFit-Methode und vergleichbare Praktiken annehmen und fördern wird oder nicht. Ich glaube, dass es zwingend erforderlich ist, dass dieser Aspekt der Säuglingspflege mit eingeschlossen wird. In dieser Hinsicht wird die Ethnopädiatrie eines Tages zur

Bewilligung einer offiziellen Studie führen, um dieser Methode endlich eine faire Einschätzung zu geben.

Bis dahin bleibt zu hoffen – da dem Säuglings-Ausscheidungstraining bisher nicht viel akademische Aufmerksamkeit zuteil wurde und es in den westlichen Ländern so stigmatisiert ist – dass die Leitlinien, Erfahrungsberichte und Forschungen, die in diesem Buch vorgelegt sind, westliche Familien, die an dieser Methode interessiert sind, inspirieren wird, sie zu versuchen.

Dein Baby ist bereit, wenn du es bist.

Quellen

[AIN 67]   Ainsworth, Mary D. Salter, Infancy in Uganda, John Hopkins Press, S. 77f., 83f.,1967

[ALT 99]   Altemeier, William und Cheryl Hemme: The Importance of Successful Passage, Pediatric Anals 28:5, Mai 1999

[BAK 00]   Bakker, E. Und J.J. Wyndaele: Changes in the Toilet training of Children during the Last 60 Years: The Cause of an Increase in Lower Urinary Tract Dysfunction?, British Journal of Urology International 86: 248 – 252, 2000

[BAL 71]   Ball, Thomas S.: Toilet Training an Infant Mongoloid at the Breast, California Mental Health Digest 9:80-85, 1971

[BOU 02]   Boucke, Laurie: Infant Potty Training: A Gentle and Primeval Method Adapted to Modern Living, White-Boucke Publishing, 2002

[BRE 98]   Breceveic, Candace: The Diaper Debate, http://www.diaperingdecisions.com, 1998

[DEV 77]   deVries, Marten W. And Rachel M. DeVries: Cultural Relativity of Toilet Training Readiness: A Perspective from East Africa, Pediatrics 60:170 – 177, 1977

[FAN 80]   Fantini, Mario D. und René Cárdenas, Hrsg.: Parenting in a Multicultural Society, Longman, 1980

[FIS 90]   Fischer, Paul: Brief an die Redaktion, Early Toilet Training, The Journal of Family Practice 30:262, 1990

[GAB 00]   Gablehouse, Barbara: The Potty Project, Five Star Parenting, 2000

[GEB 98]   Geber, Marcelle: L'enfant africain dans un monde en changement, Étude ethno-psychologique dans huit pays sud-africains, Presses Universitaires de France, 1998

[GER 78]   Gersch, Marvin J.: Brief an die Redaktion, Early Toilet Training, Pediatrics 61:674, 1978

[GRE 99]   Greene, Alan: Re: Diaper rash, in Carlos E. Richer I have been told that cloth diapers are better for the skin of my baby...? http://www.giga.com/~cricher/FAQ.htm, 1999

[LAM 99]   Lamb, Jan Leah: Interview mit der Autorin, Juni 1993 und E-Mail an die Autorin Re: Infant Potty Training, Nov.-Dez. 1999

[LAM 90]   Lamb, Marjorie: Two Minutes a Day for Greener Planet: Qucik and Simple Things You Can Do to Save Our Earth, Harper Paperbacks, 1990

[LEV 80]   LeVine, Robert A.: A Cross-Cultural Perspective on Parenting, in Mario D. Fantini und René Cárdenas Hrsg.: Parenting in a Multicultural Society, Longman, 1980

[MAC 90]   MacEachern, Diane: Save Our Planet: 750 Everyday Ways You Can Help Clean up the Earth, Dell Trade Paperback, 1990

[MIL 97]   Milder, John: Choosing Diapers, National Association of Diaper Servieces, http://www.diapernet.com/choose.htm, 1997

[MON 66]   Montessori, Maria: The Secret of Childhood, Fides, 1966

[NAT 02]   Nathanson, Laura: Doctor on Call: Baby Pee Problems, Parents S. 107, Okt. 2002

[RAV 78]   Ravindranathan, S.: Brief an die Redaktion, Early Toilet Training, Pediatrics 61:674, 1978

[RIC 99]   Richer, Carlos E.: http://www.giga.com/~cricher/FAQ:htm, 1999

[RUG 02]   Rugolotto, Simone: E-Mail an die Autorin Re: Infant Potty Training, Apr. 2002

[SCH 97]   Schaefer, Charles E. Und Theresa Foy DiGeronimo: Toilet Training Without Tears, Signet, 1997

[SEA 01]   Sears, William: Toilet Training: Tips to Tell Potty Times, http://www.askdrsears.com, 2001

[SMA 98]   Small, Meredith F.: Our Babies, Ourselves, Doubleday, 1998

[SME 85]   Smeets, Paul M., Giulio E. Lancioni, Thomas S. Ball und Dorette S. Oliva: Shaping Self-initiated Toileting in Infants, Journal of Applied Behavior Analysis 18:303-308, 1985

[SON 03]   Sonna, Linda: The Everything Potty training Book, Adams Media 2003 (Vorabzug)

[SON 02]   Sonna, Linda: E-Mail an die Autorin, Re: Infant Potty Training, Feb. - April 2002

[STO 91]   Stortenbeek, Willem: Korrespondenz mit der Autorin bezügl. Krankheiten, die durch Windelmüll auf Mülldeponien verbreitet werden, Nov. 1991

[VAL 90]   Vallely, Bernadette: 1001 Ways to Save the Planet, Ivy Books, 1990

[VAN 96]   Van Pelt, Katie: Potty Training Your Baby, Avery 1996

[VOL 90]   Volterra V. Und C.J. Erting (Hrsg.): From Gesture to Language in Hearing and Deaf Children, Springer-Verlag 1990

Über die Autorin

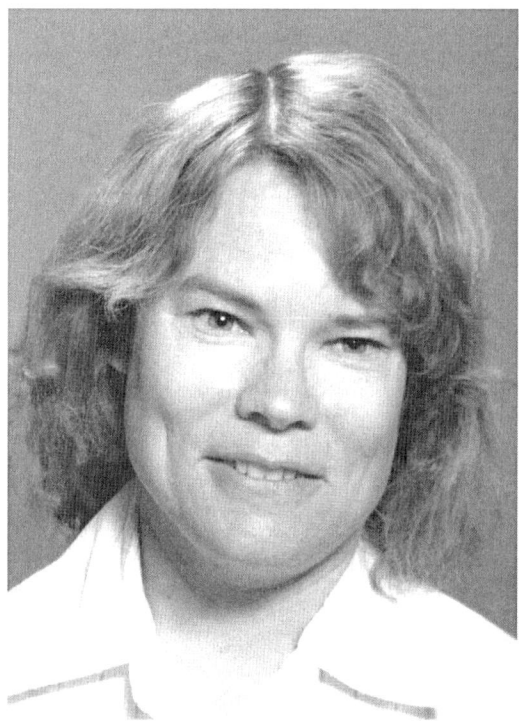

Laurie Boucke lebt in Colorado. Sie ist Mutter von drei Söhnen und hat 8 Bücher geschrieben, davon drei über das Thema dieses Buches. Sie spricht mehrere Sprachen und hat viele Jahre ihres Lebens damit verbracht zu reisen und in anderen Ländern zu leben. So hatte sie die Gelegenheit, Gebräuche anderer Kulturen zu beobachten. Sie arbeitet auch als Silmultandolmetscherin für taube Kunden und fördert die Zeichensprache als Kommunikationsmittel mit allen Säuglingen, auch mit hörenden Babys.

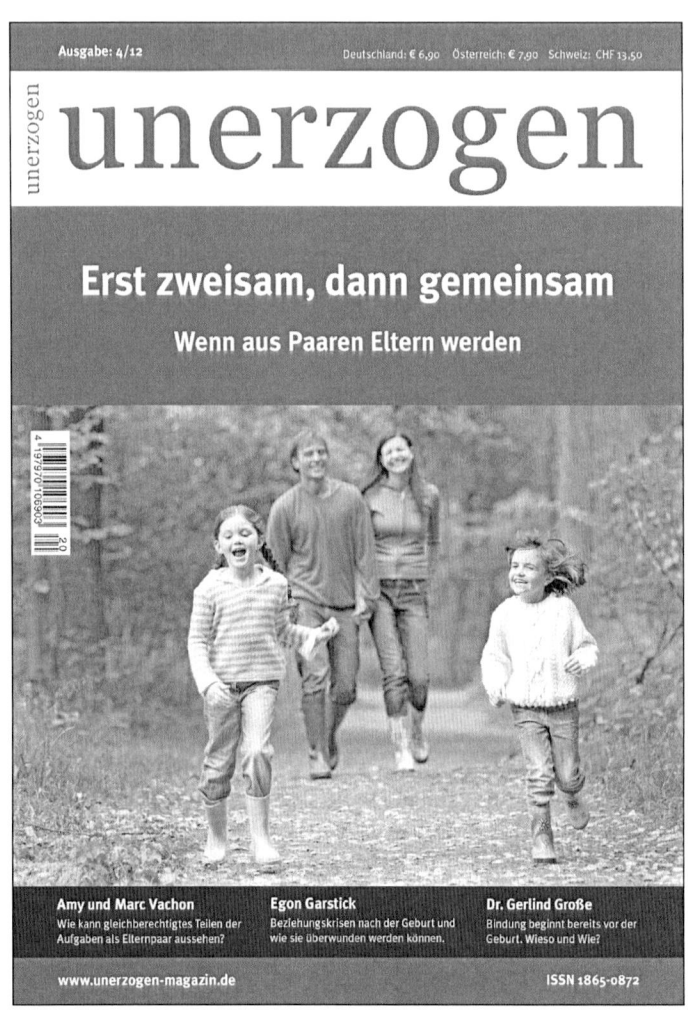

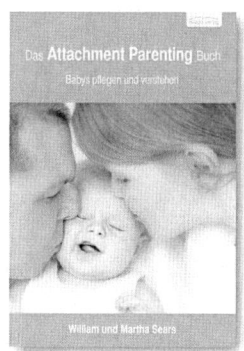

Das Attachment Parenting Buch

Babys pflegen und verstehen

von: **William und Martha Sears**

William und Martha Sears prägten
den Begriff des »Attachment Parenting«.

In diesem Buch geben sie praxisorientierte und inspirierende Informationen, Ratschläge und Tipps für eine enge Eltern-Kind-Beziehung
– die Grundlage glücklicher Familien.

http://www.tologo.de/das-attachment-parenting-buch/

ISBN: 978-3-940596-28-4
316 Seiten, **19,90 EUR** [D]

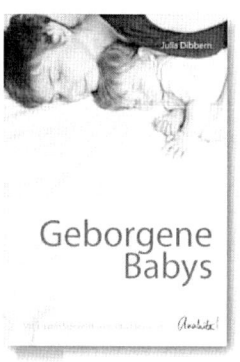

Geborgene Babys

von: Julia Dibbern

»Babys kommen mit einem unbegrenztem Maß an Vertrauen auf
die Welt, dass alles richtig ist, was wir mit ihnen tun. Unser erstes
Ziel als Eltern sollte es deswegen sein, das Vertrauen, die Liebe und
die Persönlichkeit, mit der ein Kind geboren wird, zu achten und zu
erhalten.« Die Würde des Babys ist unantastbar.

http://www.tologo.de/geborgene-babys/

ISBN: 978-3-937797-22-9
226 Seiten, **17,90 EUR** [D]

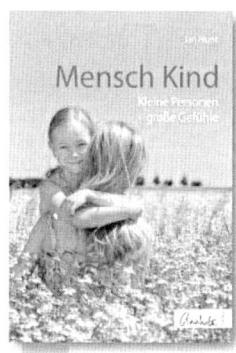

Mensch Kind

Kleine Personen – große Gefühle

von: Jan Hunt

»Wenn wir vollkommen an unser Kind glauben, vertrauen wir darauf,
dass es in jedem Augenblick sein Allerbestes tut – seinem Alter, seiner Erfahrung und den Umständen entsprechend. Es ist diese Art von
Vertrauen, die ich meine, wenn ich davon spreche, dass Eltern auf der
Seite ihres Kindes stehen. …«

http://www.tologo.de/mensch-kind/

ISBN: 978-3-937797-21-2
192 Seiten, **16,90 EUR** [D]

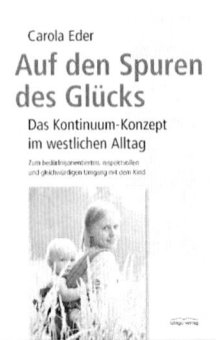

ISBN: 978-3-940596-09-3
448 Seiten, 19,90 EUR [D]

Auf den Spuren des Glücks

Das Kontinuum-Konzept im westlichen Alltag

von: Carola Eder

Stillen, Tragen, Familienbett. Gefahren, Lernen und Respekt. Diese Aspekte und mehr im Zusammenleben mit Kindern werden sowohl theoretisch als auch praktisch beleuchtet. Dieses Buch ermutigt Sie, Ihrer Intuition im Umgang mit Ihren Kindern zu folgen. Undogmatisch, liebevoll und einfühlsam.

http://www.tologo.de/auf-den-spuren-des-gluecks/

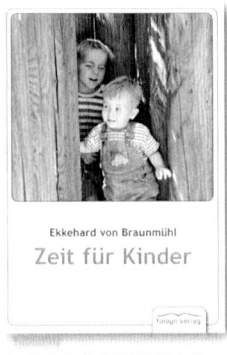

ISBN: 978-3-9810444-2-3
212 Seiten, 9,90 EUR [D]

Zeit für Kinder

Theorie und Praxis von Kinderfeindlichkeit, Kinderfreundlichkeit, Kinderschutz

von: Ekkehard von Braunmühl

Ein eindringliches, einfühlsames Plädoyer für das Recht des Kindes auf Freiheit, Achtung und Würde. Mit Hintergründen zur Erziehungsideologie. Für alle, die beruflich und privat mit Kindern zu tun haben.

http://www.tologo.de/zeit-fuer-kinder/

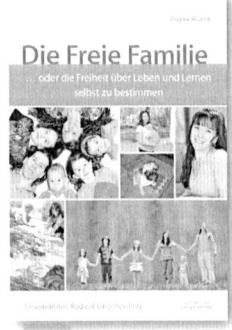

ISBN: 978-3-940596-13-0
136 Seiten, 12,90 EUR [D]

Die Freie Familie

... oder die Freiheit über Leben und Lernen selbst zu bestimmen

von: Dayna Martin

Unschooling, das freie Lernen zu Hause, basiert auf Vertrauen in die Kinder und ihre eigene Wahl des »Lernstoffes«. Radical Unschooling geht einen Schritt weiter: hier wird dieses Vertrauen auf die gesamte Eltern-Kind-Beziehung sowie auf andere Lebensbereiche ausgedehnt.

http://www.tologo.de/die-freie-familie/